Carl-Auer

Systemische Therapie und Beratung

In den Büchern der Reihe zur systemischen Therapie und Beratung präsentiert der Carl-Auer Verlag grundlegende Texte, die seit seiner Gründung einen zentralen Stellenwert im Verlag einnehmen. Im breiten Spektrum dieser Reihe finden sich Bücher über neuere Entwicklungen der systemischen Arbeit mit Einzelnen, Paaren, Familien und Kindern ebenso wie Klassiker der Familien- und Paartherapie aus dem In- und Ausland, umfassende Lehr- und Handbücher ebenso wie aktuelle Forschungsergebnisse. Mit den roten Bänden steht eine Bibliothek des systemischen Wissens der letzten Jahrzehnte zur Verfügung, die theoretische Reflexion mit praktischer Relevanz verbindet und als Basis für zukünftige nachhaltige Entwicklungen unverzichtbar ist. Nahezu alle bedeutenden Autoren aus dem Feld der systemischen Therapie und Beratung sind hier vertreten, nicht zu vergessen viele Pioniere der familientherapeutischen Bewegung. Neue Akzente werden von jungen und kreativen Autoren gesetzt. Wer systemische Therapie und Beratung in ihrer Vielfalt und ihren transdisziplinären und multiprofessionellen Zusammenhängen verstehen will, kommt um diese Reihe nicht herum.

Tom Levold
Herausgeber der Reihe *Systemische Therapie und Beratung*

Justine van Lawick
Margreet Visser

Kinder aus der Klemme

Interventionen für Familien in hochkonflikthaften Trennungen

Aus dem Niederländischen
von Hildegard Höhr

Unter Mitarbeit von Stephanie Schöne
und Annegret Eckhart-Ringel

Dritte Auflage, 2026

Themenreihe »Systemische Therapie und Beratung«
hrsg. von Tom Levold
Reihengestaltung: Uwe Göbel
Redaktion: Veronika Licher
Satz: Drißner-Design u. DTP, Meßstetten
Printed in Germany
Druck und Bindung: CPI books GmbH, Leck

MIX
Papier | Fördert gute Waldnutzung
FSC® C083411
www.fsc.org

CPI klimaneutral
Mehr Bäume.Weniger CO_2

Dritte Auflage, 2026
ISBN 978-3-8497-0170-3 (Printausgabe)
ISBN 978-3-8497-8094-4 (ePUB)

Bibliografische Information der Deutschen Nationalbibliothek:
Die Deutsche Nationalbibliothek verzeichnet diese Publikation in der Deutschen Nationalbibliografie; detaillierte bibliografische Daten sind im Internet über http://dnb.d-nb.de abrufbar.

Informationen zu unserem gesamten Programm, unseren Autoren und zum Verlag finden Sie unter: **https://www.carl-auer.de/**

Inhalt

Vorwort der Autorinnen

Das Programm *Kinder aus der Klemme* entstand infolge der Unzufriedenheit darüber, dass bei der Behandlung von Eltern und/oder Kindern in sehr komplexen Trennungssituationen – hochkonflikthafte Trennungen bzw. Scheidungen oder »Kampfscheidungen« genannt – häufig unzureichende oder keine Ergebnisse erzielt werden.

Im niederländischen *Lorentzhuis*, Zentrum für Systemische Therapie, Ausbildung und Beratung, verstrickten sich mehrere erfahrene systemische Therapeuten und Trainer in destruktive Streitigkeiten geschiedener Eltern. Was sich in der Paartherapie bewährt hatte, führte in solchen Fällen offenbar nicht zum Erfolg. Misstrauen, Argwohn und eine defensive Haltung torpedierten den Aufbau einer sicheren Arbeitsbeziehung – eine der Voraussetzungen für das Gelingen jeder Psychotherapie – oder machten diese völlig unmöglich. Noch komplizierter wird es, wenn eine Klage oder ein Prozess droht.

Die erfahrenen Therapeuten im KJTC (Traumazentrum für Kinder und Jugendliche) in Haarlem, Niederlande, mühen sich mit den Problemen der unbeteiligten Leidtragenden solcher Konflikte ab: Sie kümmern sich um die vielfältigen Beschwerden und Symptome, die bei Kindern durch die hochkonflikthafte Scheidung ihrer Eltern verursacht werden. Es hat sich herausgestellt, dass man diese Kinder nur erfolgreich behandeln kann, wenn sich der Kontext ändert, in dem sie leben. Ihre Beschwerden können in einer Psychotherapie sogar zunehmen: Sie spüren dann noch stärker, in welcher destruktiven Situation sie sich befinden und wie ohnmächtig sie in Anbetracht dessen sind. Sie lernen zwar, sich zu äußern, sind dann aber zu Hause immer noch nicht dazu in der Lage, weil jede emotionale Äußerung den elterlichen Konflikt weiter schüren kann. Im KJTC ist man deshalb zu dem Schluss gekommen, dass die Eltern zunächst einen sicheren Kontext für ihre Kinder schaffen müssen.

Das KJTC und das Lorentzhuis haben sich in ihrem Bestreben gesucht und gefunden, dieses Ziel zu verfolgen: Aus ihrer fruchtbaren Zusammenarbeit ist das Programm für Elternpaare in hochkonflikthaften Trennungen bzw. Scheidungen und für ihre Kinder, *Kinder aus der Klemme*, hervorgegangen.

Zwei Jahre lang, von Anfang 2012 bis Anfang 2014, wurden Erfahrungen mit der im vorliegenden Buch beschriebenen neuen Methode *Kinder aus der Klemme* gesammelt. Ihr Hauptmerkmal ist, dass Eltern und Kinder in getrennten Gruppen behandelt werden. Die bisher mit diesem Konzept erzielten Ergebnisse sind vielversprechend. Im KJTC und im Lorentzhuis gehört das Programm *Kinder aus der Klemme* inzwischen zum festen Angebot. Und an vielen Orten in den Niederlanden wie auch in mehreren anderen europäischen Ländern gibt es mittlerweile Teams, die in der Anwendung dieser Methode ausgebildet worden sind.

An der Freien Universität Amsterdam *(Vrije Universiteit)* wird zurzeit eine wissenschaftliche Untersuchung über die Risikofaktoren bei hochkonflikthaften Trennungen bzw. Scheidungen durchgeführt. Die Studie überprüft außerdem die Effektivität der hier vorgestellten Intervention, indem sie Wirkfaktoren und Veränderungsprozesse bei Eltern und Kindern dokumentiert.[1]

Die Kinder weisen uns dabei den Weg. Sie lehren uns, worum es tatsächlich geht: dass Eltern einander nicht immer unablässig beschuldigen und dämonisieren, sondern die Bedürfnisse ihrer Kinder im Blick behalten und deshalb zu einem freundlichen Umgang miteinander finden.

Justine van Lawick und Margreet Visser
Haarlem und Leiden, im Januar 2017

1 Falls Sie sich für die Untersuchung oder deren Resultate interessieren oder einen Beitrag zur Untersuchung leisten wollen, können Sie zu Catrin Finkenauer *(c.finkenauer@vu.nl)* oder Kim Schoemaker *(k.schoemaker@vu.nl)*, Abteilung Ontwikkelingspedagogiek, Vrije Universiteit, Amsterdam, Kontakt aufnehmen.

Vorwort zur deutschen Ausgabe

Wir brauchen nicht so fortzufahren, wie wir gestern gelebt haben. Machen wir uns von dieser Anschauung los und tausend Möglichkeiten laden uns zu neuem Leben ein.
Christian Morgenstern

Nicht nur in den Niederlanden, sondern auch in Deutschland leiden leider viele Kinder nach einer Trennung ihrer Eltern, wenn es denen nicht gelingt, einen konstruktiven Weg einzuschlagen. Trauer, Verletzungen und Enttäuschungen sind der Nährboden für nicht enden wollende Konflikte, in denen die Kinder zwischen die Fronten, in einen Loyalitätskonflikt und aus dem Blick der Eltern geraten. All das kennen professionelle Helfer aus verschiedenen Berufsgruppen und Hilfekontexten, die versuchen, mit Trennungsfamilien gute Lösungen zu finden. Schnell geraten auch sie zwischen die Fronten und erleben sich als hilflos. Dies ist oft sehr entmutigend für die Kinder, wenn sie bemerken müssen, dass selbst »Helfer« es nicht schaffen, etwas zu ändern.

Justine van Lawick (Lorentzhuis) und Margreet Visser (Traumazentrum für Kinder und Jugendliche, KJTC) haben durch ihr Programm einen Weg gefunden, mit genau diesen Familien zu arbeiten. Einen Weg, der anders ist. Statt auf die Fehler und Verletzungen der Eltern wird der Blick wieder auf die Kinder gerichtet. Dies ist durch die Kraft der Gruppe aus mehreren betroffenen Familien (Multifamilientherapie) möglich, in der die Sitzungen stattfinden. Es findet eine Elterngruppe parallel zu einer Kindergruppe statt. Statt wie gewohnt zu zweit in alte Muster zu verfallen (in denen Helfer eher als Statisten wirken), werden die Eltern angeregt, neue Sichtweisen zu entwickeln, werden auch kritisch von den anderen gespiegelt. Es entsteht ein ansteckendes Entwicklungsklima, das Mut zum Ausprobieren machen kann. Die Gruppe ist dabei Treibhaus und Schutzraum zugleich.

Für die Kinder bedeutet es ebenfalls neue Erfahrungen: Sie sind nicht allein, anderen Kindern geht es auch so und sie sind nicht komplett ausgeschlossen oder auf sich selbst gestellt, wenn die Eltern aufeinandertreffen. Sie können die Eltern zwischendurch sehen und spüren, wie es diesen für sie so wichtigen Menschen geht. Sie haben die Chance, im geschützten Rahmen ihren Gedanken und Gefühlen

Ausdruck zu verleihen, und werden gestärkt. Sie erleben, dass die Eltern ihretwegen arbeiten.

Wir trafen auf Justine van Lawick und ließen uns anstecken von der Kraft dieses Programms. Trotz all der Streits, die diese Familien umgeben, gelingt es Justine van Lawick und Margreet Visser, den Familien mit Wärme und Wohlwollen zu begegnen. Das ist wirksam – auch jenseits der eigentlichen Methodik. Das Team des Lorentzhuis und des KJTC hat ganz hervorragende Entwicklungsarbeit geleistet!

Wir hatten das Glück, von Justine van Lawick geschult zu werden, und können seitdem die Arbeit mit diesem Programm nicht lassen. Auch im deutschen Kontext ist es hochwirksam, auch wenn es derzeit (noch) keine deutschen Studien dazu gibt. Wir arbeiten in zwei verschiedenen Kontexten, in denen das Programm eingesetzt werden kann: in der Jugendhilfe/Erziehungsberatung und im klinischen Kontext der Kinder- und Jugendpsychiatrie, wenn Behandlungsmöglichkeiten der Kinder scheitern, weil der Rahmen durch die Eltern eine Veränderung nicht zulässt. Diese beiden Kontexte sind im Buch berücksichtigt.

Justine van Lawick ist eine hervorragende Netzwerkerin, die uns aus diesen unterschiedlichen Kontexten zusammengebracht hat und mit viel Eifer an der Weiterverbreitung des Programms auch in Deutschland arbeitet. Wir sind stolz, einen kleinen Beitrag dazu geleistet zu haben, und freuen uns auf ein weiter wachsendes Netzwerk.

Dr. med. Annegret Eckhart-Ringel und Dipl.-Päd. Stephanie Schöne

Ein Wort des Dankes

Wir möchten allen Kollegen danken, die bis jetzt an diesem Programm mitgearbeitet und dadurch zur Entwicklung dieser Methode beigetragen haben: Erik van der Elst, Jeroen Wierstra, Tessa Reedijk, Ingeborg van Waes, Flora van Grinsven, Danielle Steggink, Irene Martens und Hans Bom. Yayouk Willems hat uns bei der Formulierung wunderbarer Berichte und insbesondere beim Aufbau und bei der Übersetzung der Website www.kinderenuitdeknel.nl ins Englische *(No Kids in the Middle)* geholfen, die seit dem 1. April 2014 im Netz ist. Catrin Finkenauer und Kim Schoemaker engagieren sich für die wissenschaftliche Untersuchung und haben uns durch Literaturrecherchen und theoretische Überlegungen wichtige Denkanstöße gegeben und unseren Blick geschärft. Janet van Bavel hat diesem Programm durch ihre unterstützende Anwesenheit zu Kontinuität verholfen. Und natürlich danken wir Ellen Volkers, der Sekretärin des Lorentzhuis, die sich in den ersten Jahren um die telefonische Beantwortung von Fragen und um Anmeldungen gekümmert hat. Obwohl ihr dies kaum Zeit für die Erledigung anderer Aufgaben ließ, setzte sie ihre Bemühungen unermüdlich fort. Glücklicherweise haben nacheinander Monica van Steen, Matje Doeven und Anne Becker das Team verstärkt, indem sie die Organisation und die meisten der mit dem Programm verbundenen Verwaltungsarbeiten übernahmen. Wir danken auch den Teams des KJTC und des Lorentzhuis, die sich unseren Wünschen und Vorstellungen fügen mussten, aber trotzdem eine positive Grundhaltung bewahrten und sich mit uns zusammen über alle praktischen Probleme, mit denen wir in den ersten Jahren konfrontiert wurden, den Kopf zerbrachen.

Auch danken wir den Sponsoren, der Willem-Meindert-de-Hoop-Stiftung und der Stiftung Kinderpostzegels (Wohlfahrtsmarken für das Kind), die die Entwicklung dieses Programms ermöglichten. Wir danken weiterhin dem niederländischen Ministerium für Gesundheit, Gemeinwohl und Sport (*Ministerie van Volksgezondheid, Welzijn en Sport*), das es uns ermöglichte, dieses Buch zu publizieren und so unsere Ideen und unsere Methode weiter zu verbreiten.

Natürlich danken wir auch Arthur und Niels, unseren geliebten Männern, die uns bei der Entstehung dieses Buches aktiv unterstützt haben. Insbesondere Niels hat sich mit seiner sorgfältigen Durchsicht des Textes und seinen kreativen Abbildungen und Diagrammen unersetzlich gemacht.

Ganz besonders gilt unser Dank allen Eltern, die an unserem Programm teilgenommen haben und noch teilnehmen und die uns so helfen herauszufinden, was wirkt und was nicht. Und auch allen Kindern, die teilgenommen haben und noch teilnehmen, danken wir für ihren Einsatz, ihre Energie und dafür, dass sie die Hoffnung nicht aufgegeben haben. Sie helfen uns durchzuhalten und in unseren Bemühungen, nach einem noch besseren Weg zu suchen, nicht nachzulassen.

Justine van Lawick und Margreet Visser

1 Einleitung

In den Niederlanden erleben jedes Jahr etwa 70.000 Kinder, wie die Beziehung ihrer Eltern zerbricht (Sprangers, Steenbrink u. de Graaf 2008; Latten 2004; Spruijt 2007; Steenhof u. Harmsen 2002). Die meisten Trennungen (ca. 70 %) verlaufen akzeptabel bis gut. Den Partnern gelingt es, eine Regelung zu treffen, die die Lebensqualität beider Eltern und ihrer Kinder kaum beeinträchtigt.

In Deutschland wird etwa ein gutes Drittel (35 %) aller Eheschließungen im Laufe der folgenden 25 Jahre wieder geschieden (Zahlen aus dem Jahr 2014, Statistisches Bundesamt, Auszug aus dem Datenreport 2016, E. Krack-Roberg et al.). 2014 erlebten 134.800 minderjährige Kinder die Scheidung ihrer Eltern. Zusätzlich sind die Kinder zu berücksichtigen, die in Lebensgemeinschaften ohne Trauschein aufwachsen. Diese Familienform ist in den letzten Jahren kontinuierlich angestiegen (um 22 % im Jahr 2014, ebd.). Es ist davon auszugehen, dass die Trennungsrate in dieser Familienform etwa der der herkömmlichen Familienform entspricht.

Neuere Untersuchungen zeigen zwar, dass Kindern die vielen Veränderungen und die Anpassungen, zu denen die neue Situation sie zwingt, oft zu schaffen machen, aber nach einiger Zeit und auf lange Sicht geht es den meisten Kindern wieder gut. Sie merken, dass sie ihren Eltern sehr wichtig sind und dass sie trotz der emotionalen und anderweitigen Probleme, die mit der Trennung verbunden sind, weiter im Zentrum der Aufmerksamkeit ihrer Eltern stehen. Längerfristig besteht dann kein Unterschied mehr zwischen ihrer Situation und derjenigen der Kinder von Eltern, die sich nicht trennen (Buysse et al. 2011; Hughes 2005).

Kinder scheinen insbesondere unter den Streitigkeiten von Eltern zu leiden, unabhängig davon, ob diese zusammen oder getrennt leben. Bei etwa 30 Prozent aller Trennungen entstehen finanzielle Probleme und/oder Differenzen über den Elternplan[2]. Bei 15 Prozent dieser

2 In den Niederlanden sind Eltern bei Scheidungen gesetzlich verpflichtet, einen Elternplan zu entwickeln, in dem festgelegt wird, welche Aufgaben und Pflichten jeder Elternteil bei der Versorgung und Erziehung der Kinder übernimmt bzw. welche Umgangsregelungen gelten. Darüber hinaus können Vereinbarungen über verschiedene Aspekte der Erziehung getroffen werden wie z. B. Schlafenszeiten etc. (Anm. d. Übers.)

Gruppe verläuft die Trennung sehr problematisch (Spruijt 2007). Aus einer kürzlich durchgeführten Untersuchung (van der Valk e. Spruijt 2013) geht hervor, dass bei der untersuchten Elterngruppe die Erstellung eines Elternplans den Streit noch verschärfte.

In Deutschland müssen im Scheidungsverfahren nur die eigentliche Scheidung vollzogen und der Versorgungsausgleich geregelt werden. Klärungen bezüglich des Sorgerechts oder der Umgangsregeln werden selten im Rahmen des eigentlichen Scheidungsverfahrens geklärt. Kommt es zu Streitigkeiten zwischen den Eltern, werden in der Regel eigene Gerichtsverfahren angestrengt, die Anwälte und Gerichte über Jahre beschäftigen können. Dabei ist die Hälfte der Sorgerechtsverfahren durch hochstrittige, nicht verheiratete Eltern verursacht. Es gibt Untersuchungen, die nahelegen, dass insgesamt knapp 30 % der Trennungen strittig verlaufen (Fichtner et al. 2010). Möglichkeiten wie eine durch das Jugendamt organisierte Mediation oder Beratung oder sogar eine gerichtliche Mediation sind in diesen Fällen kaum hilfreich (bke-Stellungnahme 2005).

An diese Gruppe wendet sich unser Programm. Eine Trennung/Scheidung ist ein Prozess, der sich über Jahre dahinschleppt und der durch Destruktion, Rachsucht, Argwohn und Dämonisierung gekennzeichnet ist. Auch Eltern, die nie zusammengewohnt haben, sich aber das Sorgerecht für ihr Kind bzw. ihre Kinder teilen, verstricken sich manchmal in nicht enden wollende Kämpfe um Sorgerechts- und Umgangsregelungen.

Angesichts solcher destruktiver Prozesse befinden sich die Kinder in einer ausweglosen Situation und erleiden psychischen Schaden (Spruijt e. Kormos 2010). In den Niederlanden leiden pro Jahr ungefähr 3.000 Kinder unter den enormen Trennungsstreitigkeiten der Eltern. Nach dem Bericht des Kinderombudsmannes (Baracs, Vreeburg-van der Laan e. Dullaert 2014) leiden momentan ca. 16.000 Kinder unter der hochkonflikthaften Trennung bzw. Scheidung ihrer Eltern. Auch in Deutschland sind sehr viele Kinder davon betroffen. Es kann davon ausgegangen werden, dass jährlich ca. 30.000 Fälle hochstrittiger/hochkonflikthafter Trennungen deutsche Gerichte beschäftigen. Manche der Betroffenen kämpfen noch im Erwachsenenalter mit den negativen Folgen.

Dies sind erschreckende Fakten, wenn man bedenkt, dass zwischen den Konflikten der Eltern und den psychosozialen Konflikten von Kindern, wie sie in Ängsten, Depressionen und aggressivem

Verhalten zum Ausdruck kommen, ein enger Zusammenhang besteht (Amato e. Cheadle 2005; Amato a. Keith 1991). Und je heftiger die Trennungskonflikte der Eltern sind, umso gravierender sind die psychosozialen Folgen für die Kinder (Amato 2001; Amato a. Keith 1991; van Lawick 2012).

Charakteristisch für hochkonflikthafte Trennungen sind langwierige Auseinandersetzungen, Feindseligkeiten, Schuldzuweisungen, emotionale Instabilität und das Unvermögen der Partner, für ihren Anteil an den Streitigkeiten Verantwortung zu übernehmen (Anderson et al. 2010). Dies alles führt zu einem Austausch von Negativität, der eskalieren kann (Ridley, Wilhelm a. Surra 2001). Middelberg (2001) nennt dieses Muster den »Tanz des Konflikts«, der aus Schuldzuweisungen, Kritik, Mangel an Empathie, emotionaler Reaktivität und einem Teufelskreis aus Angriff und Gegenangriff besteht.

Weil in hochkonflikthafte Trennungen oder Scheidungen verwickelte Eltern wenig oder oft kein Gefühl dafür zeigen, welche Auswirkungen ihre Auseinandersetzungen auf ihre Kinder haben, kann man diese Trennungen als eine Form von Kindesmisshandlung verstehen (Dalton, Carbon a. Olesen 2003; van Lawick 2012).

Für solche hochkonflikthaften Trennungen, sogenannte »Kampfscheidungen«, sind einige Merkmale charakteristisch, die auch bei emotionaler Kindesmisshandlung (z. B. Erniedrigung, verbaler Gewalt, Einschüchterung, sozialer Isolierung, Drohung, Ablehnung) und bei emotionaler Vernachlässigung (z. B. unzureichender Beaufsichtigung, Unvermögen, emotionalen Schaden vom Kind abzuwenden, unzureichendem Eingehen auf die Bedürfnisse des Kindes) eine Rolle spielen. Hinzu kommt, dass Kinder in solchen Fällen oft Zeugen von Streit und Gewalt zwischen ihren Eltern (z. B. bei häuslicher Gewalt) oder selbst zu Opfern von Gewalt werden.

Davies, Winter und Cicchetti (2006) weisen darauf hin, dass sich Gewalt zwischen Eltern sowohl direkt als auch indirekt auf die Kinder auswirken kann. Konflikte zwischen den Eltern können die Erziehung und die Eltern-Kind-Beziehung qualitativ beeinträchtigen (Buehler a. Gerard 2002). Der Zeit- und Geldaufwand insbesondere von Rechtsstreitigkeiten und die mit solchen Streitigkeiten verbundene psychische Belastung können außerdem dazu führen, dass die Eltern wenig Zeit für ihre Kinder haben. Insofern besteht selbst dann, wenn es den Eltern gelingt, ihre Konflikte nicht im Beisein ihrer Kinder auszutragen, die Gefahr einer indirekten nachteiligen Wirkung auf die Kinder infolge eingeschränkter Verfügbarkeit und aufgrund einer Verringerung finanzieller Spielräume.

Man braucht sich also nicht zu wundern, dass so viele Kinder unter Stress leiden, wenn sie den Trennungsstreitigkeiten ihrer Eltern ausgesetzt sind. Die häufigsten Reaktionen von Kindern auf das Miterleben von Gewalt zwischen ihren Eltern sind Kummer, Angst, Wut und Ohnmachtsgefühle (Pels, Lünnemann e. Steketee 2011).

Wenn der Streit zwischen Eltern (auch nach deren Trennung) anhält, entwickeln Kinder oft psychosoziale Probleme und Traumatisierungen. Zu den Symptomen, die infolgedessen auftreten können, zählen Konzentrationsprobleme, Hyperaktivität, somatische Beschwerden, Depression, Einsamkeitsgefühle, Angst, überangepasstes Verhalten, Schulprobleme, Suizidtendenzen und aggressives, oppositionelles Verhalten (Bream a. Buchanan 2003; Dalton, Carbon a. Olesen 2003; Jaffe, Crooks a. Poisson 2003; Kelly a. Emery 2003; Fichtner et al. 2010).

Das vorliegende Buch gibt zunächst eine Einführung in die theoretischen Grundlagen der beschriebenen Methode, dann folgt eine ausführliche Darstellung der praktischen Anwendung – ihrer Grundzüge und ihrer wichtigsten Aspekte –, womit eine Art Rahmen skizziert wird, der Raum lässt für die individuelle Ausrichtung der Arbeit auf den einzelnen Klienten unter Berücksichtigung der Eigenarten der behandelnden Therapeuten. Dieser »lebendige Rahmen« ist ein wichtiges Kennzeichen der Methode *Kinder aus der Klemme*, eines Prozesses, der Kollegen dazu anregen soll, ähnlich zu arbeiten. Es handelt sich nicht um ein Buch mit Rezepten, die genau vorgeben, was in welcher Sitzung wie viele Minuten lang geschehen soll, sondern ist eher vergleichbar mit den Anweisungen eines Kochs, der sagt: »Probieren Sie zwischendurch und stellen Sie fest, ob Gewürze fehlen oder ob eher ein Schuss Milch nötig ist.«

Allerdings hat sich der von uns entwickelte Ablauf in der Praxis sehr bewährt. Die verschiedenen Aspekte bauen aufeinander auf und helfen den Eltern, zu deeskalieren und ihre Kinder wieder wirklich wahrzunehmen. Zunächst wird am Aufbau einer Arbeitsbeziehung und an der Verstärkung eines Gefühls der Sicherheit gearbeitet. Dies hilft den Eltern und ihren Kindern, Vertrauen in die Behandlung, zu den anderen Eltern in der Elterngruppe und zu sich selbst zu entwickeln, wodurch Raum entsteht, über neue Möglichkeiten nachzudenken. Am Anfang stehen also immer das Kennenlernen, das Vermitteln von Informationen und die Kontaktaufnahme; erst später werden die belastenderen, mit Stress verbundenen Themen angesprochen.

Wir stützen uns auf eine Anzahl theoretischer Ansätze, die helfen können, einen Streit anders zu rahmen, als die Kontrahenten es gewohnt sind, das Streiten zu unterbrechen und für alle Beteiligten eine sicherere Umgebung zu schaffen. Wir sehen diese theoretischen Ansätze als eine helfende Struktur an, nicht als Beschreibung der Wirklichkeit, also dessen, was »wahr« ist.

Eine Theorie, die uns hilft, von einer destruktiven zu einer konstruktiveren Interaktion zu gelangen, ist solch ein nützlicher Ansatz. Bateson befasst sich in seinem Buch *Steps to an Ecology of Mind* (Bateson 1972) mit diesem Thema. Er stellt klar, dass »die Landkarte nicht das Gelände« ist. Ebenso wenig lässt sich nach Batesons Auffassung der Wert einer Landkarte daran messen, wie naturgetreu sie das Gelände (die Wirklichkeit) darstellt. Entscheidend ist vielmehr, in welchem Maße die Struktur der Karte zum Erreichen des angestrebten Ziels verhilft. Wenn wir dies auf unser Programm übertragen, können wir sagen, dass wir nach einer Theorie gesucht haben, die uns hilft, folgendes Ziel zu erreichen: den Streit zwischen den Eltern zu deeskalieren und eine sichere Umgebung zu schaffen, in der die Eltern sich entspannen und die Kinder sich entwickeln können.

Diese Theorie wird den Teilnehmern unserer Kurse in drei Informationsrunden vermittelt. In der ersten Sitzung werden destruktive Muster erklärt (Sitzung 1), in der zweiten die Auswirkungen ihrer Streitigkeiten auf die Kinder (Sitzung 2), und in der dritten werden die Themen Deeskalation, Traumareaktionen und Toleranzfenster behandelt. Letzteres bezeichnet den Bereich, in dem Menschen ihre Emotionen regulieren, in Kontakt bleiben, einander zuhören und zu Lösungen gelangen können (Sitzung 3). Die Beschreibungen der einzelnen Sitzungen enthalten auch Anleitungen für die Vermittlung der Theorie und für die Arbeit mit ihr in der Gruppe. So bietet die Methode einen klar strukturierten Rahmen, der genügend Raum für die individuelle Ausgestaltung lässt.

Der Name *Kinder aus der Klemme* ist an unsere Arbeitsweise gebunden und darf nur von denjenigen verwendet werden, die in dieser Methode geschult worden sind.[3] Das Training besteht aus zwei Trainingstagen und mindestens drei Supervisionssitzungen. So wollen

3 Siehe www.hetlock.nl

wir gewährleisten, dass diejenigen, die das Programm *Kinder aus der Klemme* anwenden, die auf die Kinder hin orientierte systemische Sichtweise kennen und unsere Erfahrungen in die komplexe Arbeit mit Familien einfließen lassen können.

2 Theoretische Grundlagen[4]

2.1 Eskalierende Konflikte

Bei hochstrittigen Trennungen sind stets unablässig eskalierende Konflikte im Spiel. Die Theorie der Eskalationsstufen nach Glasl (2001) besagt, dass Konflikte die Tendenz haben, sich zu verhärten. In der ersten Phase, der rationalen oder sachlichen Phase, ist es noch möglich, zu einer Einigung zu gelangen. Beide Parteien können den Konflikt noch ohne Schaden beenden. Gelingt es jedoch nicht, den Konflikt aufzulösen, tritt er in Phase 2, die emotionale Phase, ein. Dann dominieren Emotionen und andere werden in den Konflikt hineingezogen. Es bilden sich zwei miteinander streitende Netzwerke; eine neutrale Position ist nicht mehr möglich. Oft können sich die Beteiligten ohne Hilfe von außen nicht mehr daraus befreien. Setzt sich der Konflikt fort, weitet er sich zu einem Krieg aus: Phase 3. Die Parteien bekämpfen einander erbittert und der Konflikt verhärtet sich zunehmend. Die Beteiligten sind in einer Tunnelsicht gefangen und können nicht mehr relativieren und reflektieren. Der andere wird für sie zum Feind, den sie um jeden Preis besiegen müssen – mit allen verfügbaren Mitteln, selbst wenn der eigene Untergang der Preis ist.

Dieses Modell wurde für Konflikte in Organisationen entwickelt, es lässt sich aber ebenso gut auf die Scheidungs- und Trennungsproblematik anwenden. Die Arbeit zahlloser Mediatoren basiert auf diesem Modell.

Das Programm »Kinder aus der Klemme« hat sich bisher hauptsächlich mit Phase 3, der »Kampfscheidung«, beschäftigt. Es eignet sich aber auch für Elternpaare, die in einen emotionalen Streit verstrickt sind (Phase 2), der sich noch nicht zu einem erbitterten Kampf ausgeweitet hat. Auch in diesen Fällen ist die Arbeit in einer Gruppe ein guter und effektiver Weg, den Streit zu durchbrechen.

4 Catrin Finkenauer hat uns durch ihre Literaturrecherche unterstützt. Ihre Zusammenfassung half uns, diesen Teil zu schreiben.

2.2 Charakteristische Merkmale von hochkonflikthaften Trennungen bzw. Scheidungen

Die für hochkonflikthafte Trennungen bzw. Scheidungen charakteristischen Merkmale lassen sich in fünf Kategorien unterteilen, die in einem Zusammenhang stehen und einander beeinflussen:

1. *Dämonisierung und kumulierender Stress.*

Die Parteien dämonisieren einander. Dies ist mit anhaltendem Stress und emotionalen Reaktionen externalisierender und internalisierender Art verbunden. Stress, eskalierende Konflikte und destruktive Kommunikationsmuster prägen die Interaktion. Es gibt keinen Raum zum Zuhören, für Besinnung, Reflexion, Einfühlen und Dialog. Die Beteiligten sind in der Tunnelsicht ihrer eigenen Überzeugung, in ihrem Monolog gefangen.

2. *Aktive Beteiligung des Netzwerks.*

Viele Außenstehende werden in den Streit hineingezogen, nicht nur die Kinder, sondern auch das umfassendere soziale Netzwerk: Großeltern, neue Partner, Kinder und Familien der neuen Partner, Freunde, Nachbarn, Rechtsanwälte, Mediatoren, sozialpsychologische Helfer, Hausärzte, Menschen aus dem schulischen und beruflichen Umfeld. Die Streitigkeiten betreffen nicht nur zwei Menschen, sondern zwei Gemeinschaften.

3. *Streit über das Scheidungsnarrativ und über Ziele.*

Die Geschichte über die Scheidung endet nie und weitet sich zum Streit über Wünsche, Ziele und den weiteren Umgang mit der Situation aus.

4. *Die Kinder aus dem Blick verlieren.*

Entwicklung und Wohlbefinden der Kinder wird nicht mehr die erforderliche Aufmerksamkeit zuteil, weder im privaten Umfeld noch vonseiten der mit dem Problem befassten professionellen Helfer.

5. *Ohnmacht.*

Nicht nur die unmittelbar Beteiligten, sondern auch die Menschen aus deren privatem Umfeld und aus dem sie betreuenden professionellen Netzwerk erleben Ohnmachtsgefühle.

2.2.1 Dämonisierung und zunehmender Stress

Dämonisieren ist bei getrennten Eltern, die auch nach ihrer Trennung weiter streiten, sehr verbreitet. Der ehemalige Partner ist der Dämon, der nur Probleme bereitet und alles zerstört und verdirbt. Dämonisieren steht in enger Verbindung zur Unfähigkeit, die Tragik des Lebens zu akzeptieren (Alon a. Omer 2005). In unserer Gesellschaft herrscht die Auffassung vor, alles sei machbar und erreichbar. Fühlt sich etwas nicht gut an oder entspricht es nicht den Erwartungen, muss etwas verändert oder »repariert« werden – der andere, das Kind, die Umstände, der Therapeut, der Anwalt, das Gesetz und so weiter. Weil es immer etwas außerhalb der Person selbst gibt, das verändert werden muss, konzentriert sich die Energie, die Emotion auf diese äußere Instanz. Und wenn sich diese nicht verändern lässt, wird die Frustration noch größer und Emotionen wallen noch stärker auf. Zu akzeptieren, dass das Leben zwangsläufig Tragik und Frustration mit sich bringt, ist nicht möglich. Die Bemühungen, den anderen oder das andere verändern zu wollen, werden immer verbissener.

Sich zu trennen, wenn man Kinder hat, ist ein einschneidendes Ereignis. Die Eltern müssen das romantische Ideal aufgeben, mit dem Partner alt zu werden, gemeinsam ihre Kinder aufzuziehen oder gar noch weitere Kinder und später Enkelkinder zu bekommen. Plötzlich befinden sich die Partner in einem Trauerprozess. Schwarz-Weiß-Denken, bezogen auf den anderen, erleichtert es ihnen zunächst einmal, zu trauern und die Trennung zu verarbeiten. Boss (2006) spricht in solchen Fällen von ambivalenter Trauer; der Partner ist verloren, nicht mehr erreichbar, aber trotzdem noch da. Den meisten Eltern gelingt es im Laufe der Zeit, den nötigen Abstand zu gewinnen. Ihr Leben geht weiter, sie verlassen die Schwarz-Weiß-Welt und können einander wieder differenzierter oder sogar mit ihren guten Seiten sehen. Befinden sich Eltern hingegen in einem permanenten Streit, tritt bei der Verarbeitung der Trennung eine Stagnation ein, was Stress erzeugt und zur Folge hat, dass die Expartner[5] nur die schlechten Seiten des anderen sehen und eine polarisierte Sicht voneinander entwickeln.

Weil diese Dämonisierung in hochkonflikthaften Trennungen wechselseitig erfolgt, eskaliert jede Kommunikation und endet in einem Konflikt. Das Stress-System wird immer wieder aktiviert und

5 In der deutschen Übersetzung dieses Buches wird der Begriff »Partner« bzw. »Expartner« zur Verbesserung der Lesbarkeit des Textes im Sinne eines generischen Maskulinums verwendet, sofern nicht eindeutig von einer Frau die Rede ist (Anm. d. Übers.).

der Stress nimmt ständig zu: Stress infolge ständigen Streits, Stress wegen der Frage, bei wem die Kinder wann sein oder nicht sein sollen, Stress aufgrund von Rechtsstreitigkeiten, finanzieller Stress, mit der Kinderbetreuung verbundener organisatorischer Stress, Stress infolge der Angst, das Haus zu verlieren, Stress, der durch den Verlust der (angeheirateten) Familie, der Freunde, der Nachbarn entsteht, mit der Trauer über die Trennung verbundener Stress.

Wenn Eltern sich trennen und wegen der Organisation der Elternschaft und anderen Regelungen Meinungsverschiedenheiten bestehen, ist es besonders wichtig, dass die Ex-Partner gut miteinander kommunizieren können. Sie müssen einander zuhören und sich in den ehemaligen Partner wie auch in ihre Kinder einfühlen können, sie müssen in der Lage sein, Abstand zu nehmen, zu akzeptieren, dass Kompromisse notwendig sind, und verschiedene Interessen gegeneinander abwägen; sie müssen die positiven und negativen Seiten des anderen sehen, mit Frustrationen umgehen und einander als Eltern ausreichend vertrauen können. So reflexiv präsent und in Verbindung können getrennte Partner nur sein, wenn sie die Tragik des Lebens akzeptieren und ihre Gefühle regulieren können.

Bei Eltern, die in hochkonflikthafte Trennungen verstrickt sind, beobachten wir genau das Gegenteil. Schon die bloße Anwesenheit und das Verhalten des früheren Partners rufen starke emotionale Reaktionen hervor, die Stress erzeugen. Dies kann mit langwierigen, auch schon vor der Trennung entstandenen Streitigkeiten zusammenhängen, mit dem Nicht-Akzeptieren der Frustrationen und der Tragik, mit dem Schock und den Folgen der Trennung oder mit dem Wiedererleben alter Verletzungen aus der eigenen Kindheit.

Eltern fühlen sich bedroht und sind alarmiert. Sie können ihre Emotionen nicht mehr ausreichend regulieren oder geraten in einen Bereich außerhalb ihres *Toleranzfensters* (Siegel 2012) beziehungsweise außerhalb des Bereichs, in dem sie ihre Gefühle regulieren können. Wenn die Spannungen für Menschen zu stark werden und sie sich in einem Bereich außerhalb ihres Toleranzfensters befinden, wechseln sie in einen »Überlebensmodus«. Sie kämpfen, fliehen oder erstarren, was im Englischen *»fight, flight, or freeze« (fff)* genannt wird.

Für das Überleben wichtige primitivere Teile des Gehirns, auch das Reptilienhirn genannt, werden dann aktiviert. Besteht die Reaktion darin, zu kämpfen (bzw. zu streiten) oder zu fliehen, befindet sich der Körper in einem aktiven Zustand *(Hyperarousal)*, weil er der Gefahr zu entkommen versucht. Beim Erstarren hingegen handelt es sich um einen passiven Zustand, *Hypoarousal* genannt. In beiden Fällen geht es um das Überleben im Hier und Jetzt. Es kommt zu einer Verengung des Bewusstseins und es entsteht eine Art Tunnelsicht, ein Zustand, in dem man leicht den Kontakt zur Wirklichkeit verliert und in dem Konflikte schnell eskalieren.

Feindselige Gedanken (Attributionen) und Gefühle

Kognitive Faktoren spielen für das Verstehen dieser destruktiven Prozesse eine wichtige Rolle. Die entscheidenden Dimensionen sind dabei erstens *Kausalattributionen*, Ursachenzuschreibungen, mit denen sich die Eltern ein Ereignis oder ein Verhalten erklären, und zweitens *Verantwortungsattributionen*, die zum Ausdruck bringen, in welchem Maße die Eltern einander die Verantwortung für Geschehnisse zuschreiben (Bradbury a. Fincham 1992).

In der systemischen Therapie spricht man von Interpunktionsproblemen. Menschen gliedern und strukturieren den ununterbrochenen Strom von Informationen, die das Leben mit sich bringt. Die Interpunktion dieser Informationen ist eine der möglichen Arten, dieselben zu organisieren. Die Interpunktion setzt einen Anfangspunkt und definiert ihn als die Ursache des nachfolgenden Verhaltens.

So bringen Menschen lineare Sequenzen in zirkuläre Zusammenhänge. Die Frau sagt, sie müsse reden, weil ihr Mann nie etwas sage, wohingegen der Mann meint, er müsse schweigen, weil seine Frau so viel rede. Beide schreiben die Ursache ihres Verhaltens dem anderen zu. Und wenn eine solche Zuordnung einmal erfolgt ist, bildet sie die Struktur für die Organisation jeder neuen Information, was dazu führt, dass die Interpunktion immer wieder bestätigt wird. Informationen, die nicht mit der Annahme, mit der Interpunktion, übereinstimmen, werden ignoriert und Informationen, die die Annahme bestätigen, für wahr gehalten.

Dies kann in menschlichen Beziehungen leicht zu Streit führen. Endlose Diskussionen können sich entwickeln, die auf unterschiedlichen Interpunktionen, unterschiedlichen Annahmen über Ursache-Folge-Zusammenhänge basieren, die von den beiden Beteiligten jeweils für wahr gehalten werden (Savenije, van Lawick e. Reijmers 2014).

Wenn Eltern unter einem feindseligen Konflikt mit ihrem Partner leiden, entwickeln sie oft Attribuierungen (Interpunktionen) bezüglich negativer Geschehnisse, die die schädlichen Auswirkungen dessen, was geschehen ist, hervorheben. Sie machen dann den Ex-Partner für alles verantwortlich; sein Verhalten ist in ihren Augen die Ursache aller Probleme. Hier handelt es sich um das zuvor beschriebene Phänomen der Dämonisierung. Die Betroffenen sehen das Verhalten des Ex-Partners als die Ursache der Probleme an, als etwas Festes und Unabänderliches, als typisch für ihn und als etwas, das sich auf viele Aspekte ihrer früheren Beziehung und ihres Zusammenlebens ausgewirkt hat.

Solche Attribuierungen und Interpunktionen negativen Verhaltens (intern, global, stabil) tragen zu Konflikten zwischen Eltern bei (Bradbury a. Fincham 1992). Außerdem trägt zur Intensität und Häufigkeit der Konflikte zwischen Eltern bei, in welchem Maß der eine Partner das Verhalten des anderen als egozentrisch, bewusst beabsichtigt und verabscheuenswürdig ansieht (ebd.).

Neben den kognitiven feindseligen Attribuierungen und den Interpunktionsproblemen spielen bei Konflikten zwischen Ex-Partnern auch intensive negative Emotionen und Verteidigungsreaktionen wie Groll, Wut, Misstrauen, Schmerz und Verbitterung wichtige Rollen (Johnston 1994; Wallerstein 1986). Emotionale Reaktionen dieser Art nähren mit großer Wahrscheinlichkeit weitere erbitterte Konflikte. Zweifelt beispielsweise ein Elternteil an der Fähigkeit des anderen, gut für die Kinder zu sorgen, trägt dies zur Verschärfung von Konflikten, zur Verschlechterung der Zusammenarbeit und zu einer Beeinträchtigung der Co-Elternschaft bei (Maccoby a. Mnookin 1992).

Trigger und störungserhaltende Faktoren

Schmerzhafte und schockierende Ereignisse während oder vor der Beziehung mit dem Ex-Partner sowie während oder nach der Trennung von ihm führen oft zu einer Verringerung der Fähigkeit zur Emotionsregulation. Der Bereich, in dem es den Betroffenen möglich ist, ihre Emotionen zu regulieren, das sogenannte *Toleranzfenster*, wird kleiner. Der eine Elternteil fühlt sich dann vom anderen schnell verletzt.

Schnelles Eskalieren erklärt das von Lang (1985) entwickelte Informationsverarbeitungsmodell, das beschreibt, wie wichtige Erfahrungen im Gedächtnis gespeichert werden. Nach Lang besteht eine Emotion aus verschiedenen Codierungen.

Die erste von diesen ist die Stimulusinformation: die Information über ein Geschehnis, die von den Sinnen aufgenommen wird, beispielsweise wenn die Mutter über ihr Handy gefragt wird: »Können die Kinder heute früher zu mir kommen, damit sie ein Fußballspiel besuchen können, das sie gern sehen möchten?« Eng mit dieser Ebene verknüpft ist die der Bedeutungsinformation: der Bedeutung, die der Empfänger mit der Stimulusinformation verbindet. Dies ist die oft sehr emotionale Bedeutung, die ein Elternteil einer solchen Nachricht zuschreibt: »Da haben wir es wieder, ich werde als Mutter nicht ernst genommen.«

Die zweite Codierung ist die der Reaktion: Wie reagiert ein Empfänger auf die Stimulus- und Bedeutungsinformation? Seine Reaktion besteht aus drei Teilen:

- der verbalen Reaktion;
- der autonomen Reaktion wie etwa Schwitzen, Beschleunigung des Herzschlags usw.;
- der motorischen Reaktion wie Kampf, Flucht und Erstarren.

Wenn die Mutter im beschriebenen Beispielfall reagiert, indem sie als Antwort die Nachricht »Nein, das geht nicht« sendet, ist das natürlich eine Stimulusinformation, die ihrerseits beim Vater Deutungen und Reaktionen hervorruft. Und die Mutter sitzt in Reaktion auf die Handynachricht eine Stunde lang völlig erschlagen auf dem Sofa und spürt in ihrem Körper eine zunehmende Stressreaktion.

Je stärker die Assoziationen sind, umso schneller wird das gesamte Gedächtnisnetzwerk aktiviert. Stimmen Geschehnisse mit schon gespeicherten Repräsentationen überein, kann ein ganzes Netzwerk aktiviert werden, das immer die gleiche Emotion hervorruft. Ein Teil der Erinnerung (ein Reiz, eine Reaktion oder eine Bedeutungsrepräsentation der Erinnerung) wird durch ein früheres Erlebnis aktiviert, was zur Reaktivierung des gesamten Netzwerks von Erinnerungen über Information, Bedeutung und Aktion führt.

Der andere erscheint dann als Täter, als jemand, der auch für das Kind eine Gefahr darstellt. So entstehen polarisierende und dämonisierende Gedanken: alles oder nichts, schwarz oder weiß, Täter (der andere) oder Opfer (ich selbst und die Kinder).

Eltern entwickeln im Übrigen nicht nur negative Attribuierungen über das Verhalten des anderen, sondern auch über sich selbst. Solche zentralen negativen Gedanken über die eigene Person (»Ich bin eine schlechte Mutter«, »Ich werde sowieso wieder verlassen«, »Ich bin unwichtig«, »Ich mache ja doch nie etwas richtig«) entstehen im Kindesalter in der Interaktion mit wichtigen Bezugspersonen, wie fast alle psychologischen Theorien bestätigen.

Die Bindungstheorie bezeichnet dies als *inneres Modell (inner working model)* – womit das Modell gemeint ist, das ein Kind durch seine Erfahrungen mit Bindungsfiguren über sich selbst in Beziehung zu anderen entwickelt (Fonagy, Gergeley a. Jurist 2011). Die Schematheorie spricht von *Schemata*, die Kinder entwickeln, um mit ihnen der Außenwelt zu begegnen (van Vreeswijk, Broersen e. Nadort 2008). In der Transaktionsanalyse (TA) und in der Familientherapie kennt man immer wieder benutzte *Skripte* (Berne 1964; Byng-Hall 1985).

Es läuft immer darauf hinaus, dass Kindern in ihren Interaktionen mit wichtigen Bezugspersonen oder Bindungsfiguren ein Bild ihrer selbst vermittelt wird: Du bist wichtig; du bist wertvoll; du bist liebenswert; du bist zum Knuddeln; ich bin für dich da, wenn du mich brauchst. Oder: Manchmal bin ich für dich da, wenn du mich brauchst, manchmal nicht; du bist ein Quälgeist und Störenfried; du bist nicht okay; mit dir stimmt etwas nicht usw. Wenn sich solche Botschaften ständig wiederholen, macht sich das Kind ein Bild von sich selbst, von der Außenwelt und von seinen Interaktionen mit anderen, das zu dem, was ihm von außen vermittelt wird, passt und sein Leben dauerhaft beeinflusst.

Meist bieten wichtige Bezugspersonen Kindern eine Anzahl von Bildern an, wobei positive Bilder überwiegen. Dadurch entsteht ein variantenreiches Selbstbild, das es den Heranwachsenden ermöglicht, flexibel mit sich selbst, mit Beziehungen und mit der Außenwelt umzugehen. Sind die vermittelten Muster hingegen rigide und wiederholen sie sich ständig, so entsteht bei Kindern, Jugendlichen und später bei den Erwachsenen, vor allem wenn es um wiederkehrende Willkür geht, ein ziemlich starres Erwartungsmuster. Zu Anfang einer Beziehung, in der Phase der Verliebtheit, scheint es zu einer Veränderung zu kommen: »Diese Person liebt mich aufrichtig, dieser andere beschützt mich, akzeptiert mich, wie ich bin, ist wirklich für mich da, findet mich voll und ganz okay.« Zwar sind die anderen Skripte oder Schemata im Hintergrund weiter aktiv, sie sind aber weniger bestimmend.

Wird jedoch ein altes Skript oder Modell durch schmerzhafte zwischenmenschliche Erlebnisse und durch Frustrationen aktiviert, kann es wieder in den Vordergrund treten und sich auf die Interaktionen auswirken. »Siehst du, ich werde sowieso wieder verlassen«, »Ich bin nicht okay, ich mache nichts richtig« usw. Den Schmerz und die Wut richtet der Betroffene gegen sich selbst und insbesondere gegen den anderen, der diesen Schmerz wieder hat aufflammen lassen.

Genau das können wir bei vielen hochkonflikthaften Trennungen bzw. Scheidungen beobachten. Oft werden andere in solche schmerzhaften Streitigkeiten hineingezogen und auch das gesamte soziale Netzwerk mischt sich in ihn ein und verstärkt ihn.

2.2.2 Aktive Beteiligung des Netzwerks

Unter professionellen Helfern ist bekannt, dass Struktur und Ansichten des sozialen Netzwerks von Eltern, die sich getrennt haben, starken Einfluss auf deren Entscheidungen ausüben. Die Unterstützung des Netzwerks ist einer der wichtigsten Faktoren bei allen Bemühungen, Stress auslösende Lebensereignisse wie Trennungen zu bewältigen (Cohen a. Wills 1985; Lazarus a. Folkman 1984).

Das soziale Netzwerk trägt einerseits zum Wohlergehen der beiden Ex-Partner bei, andererseits können die Ansichten von Angehörigen des Netzwerks auch eine Versöhnung geschiedener Eltern und Verhandlungen zwischen ihnen behindern. Obwohl die Angehörigen des sozialen Netzwerks im Falle einer Trennung eine sehr wichtige Rolle spielen, wurde diesem Aspekt bisher nur wenig Aufmerksamkeit geschenkt; dies gilt sowohl für die wissenschaftliche Literatur als auch für die klinische Praxis. Deshalb wissen wir auch nur sehr wenig darüber, welche Mitglieder eines sozialen Netzwerks bei Trennungsfällen wirklich wichtig sind, welchen Einfluss sie auf den Prozess haben, ob und wie sie Konflikte und Verhandlungen negativ beeinflussen oder inwieweit sie im Gegenteil Konflikte zwischen getrennten Eltern lösen helfen.

Dazu folgendes Beispiel: Sally kann das Selbstvertrauen ihrer besten Freundin, die sich gerade von ihrem Partner trennt, stärken, indem sie sagt: »So etwas hast du nicht verdient, er ist ein Loser.« Aber mit solch einer Bemerkung bestärkt sie gleichzeitig das negative Bild, das ihre Freundin von ihrem Ex-Partner hat, und dadurch trägt sie dazu bei, dass die destruktiven Konflikte und Streitigkeiten noch zunehmen. Anwälte werden dafür bezahlt, dass sie »gewinnen«, dass sie für ihre Klienten möglichst viel »herausholen«. Es liegt also in ihrem eigenen Interesse, für ihre Klienten Partei zu ergreifen und Argumentationen zu entwickeln, die die andere Seite ins Unrecht setzen. Einer Kooperation zwischen den getrennten Partnern ist dies allerdings nicht förderlich.

In der Fachliteratur finden sich kaum Informationen über die Struktur sozialer Netzwerke und die Wirkung der Ansichten ihrer Mitglieder. Die klinische Erfahrung lehrt jedoch, dass solche Netzwerke erheblichen Einfluss haben. Steuber u. Solomon (2011) suggerieren, dass das Erleben von Ablehnung und Stigmatisierung durch das soziale Netzwerk dazu führen kann, dass Menschen sich aus sozialen Zusammenhängen völlig zurückziehen und dass sie aufgrund dessen nach kritischen Lebensereignissen noch mehr Leid erleben. Unsere Erfahrung lehrt uns, dass sowohl polarisierende als auch stigmatisierende Reaktionen des sozialen Netzwerks sich nach einer Trennung negativ auf die Anpassung von Eltern an die neue, ungewohnte Situation auswirken können.

2.2.3 Streit über die Vorgeschichte der Trennung und über Ziele

In eine hochkonflikthafte Trennung verwickelte Eltern streiten meist darüber, warum sie sich getrennt haben; sie haben unterschiedliche Interessen und/oder unterstellen dem Ex-Partner Interessen, die sie selbst nicht haben. Und sie haben unterschiedliche Ziele für sich selbst, für ihre Kinder und für deren Erziehung. Streit und Stress in Zusammenhang mit diesen Unterschieden wirken auf die Kinder sehr verwirrend.

Für die Identitätsentwicklung von Kindern ist eine kohärente Lebensgeschichte wichtig, die von ihren primären Bezugspersonen bestätigt wird (Olthof 2012). In Familien, in denen es zu einer hochkonflikthaften Trennung bzw. Scheidung kommt, gibt es oft keine kohärente Erzählung, die plausibel erklärt, weshalb die Eltern sich getrennt haben und was die beiden Partner einzeln dazu beigetragen haben. Die Erzählung über das Wie und Warum der Trennung ist nie einleuchtend abgeschlossen worden, und dass diesbezüglich nie Ruhe eingekehrt ist, hat im Leben der Beteiligten zu einem Zustand der Stagnation geführt. Dies erzeugt bei allen Familienmitgliedern, insbesondere aber bei den Kindern, eine innere Unruhe.

Beispielsweise ist die Mutter überzeugt, dass es zur Trennung gekommen ist, weil der Vater sich in die Nachbarin verliebt hat, dass es vorher zwischen ihr und ihrem Mann keine Probleme gab und sie gut miteinander ausgekommen sind. Der letzte gemeinsame Urlaub der ganzen Familie sei noch völlig ungetrübt gewesen. Die Erzählung des Vaters hingegen klingt völlig anders. Er erklärt, die Beziehung sei schon lange tot gewesen, er habe den letzten gemeinsamen Urlaub gar nicht in guter Erinnerung, und er fühle sich von seiner Frau entfremdet. Zwischen ihnen sei nichts mehr gewesen und nur deshalb habe er sich neu verlieben können. Aber das habe nichts mit der Beziehung zu seiner Exfrau zu tun und er hätte seine Frau auch ohne diese neue Liebe verlassen. An diesem Punkt mischen sich Außenstehende ein. Die Eltern der Frau unterstützen ihre Geschichte und berichten, ihnen sei schon anlässlich ihres Geburtstags aufgefallen, dass die Nachbarin ihrem Schwiegersohn schöne Augen gemacht habe. Die Eltern des Mannes unterstützen seine Geschichte oder nehmen ihm sein Verhalten übel und unterstützen insofern die Version ihrer geliebten Schwiegertochter. Möglicherweise entscheidet sich der Vater dann für den sicheren Hafen der Familie seiner neuen Partnerin, die ihn mit offenen Armen aufnimmt und seine Version der Trennungsgeschichte vorbehaltlos glaubt. So spielen Familienangehörige, Freunde und später auch Helfer sozialer Institutionen oder Anwälte ihre Rollen und verstärken in der Regel eine der beiden Stimmen.

Die getrennten Eltern erzählen ihre jeweiligen Versionen der Geschichte wohl nur selten wörtlich ihren Kindern, aber diese hören Teile der Geschichte von ihren Eltern und von Personen aus dem näheren Umfeld, sie lesen E-Mails, werden Zeugen von Telefongesprächen und spüren vor allem die mit dem Geschehen verbundene Unruhe und Spannung sowie das gegenseitige Misstrauen der getrennten Eltern. Das hat zur Folge, dass sie die Glaubwürdigkeit ihrer Eltern infrage stellen. Wer von beiden sagt die Wahrheit und wem von ihnen ähnele ich? Große Verwirrung entsteht. Die Unruhe, die dies alles in ihnen erzeugt, begleitet sie ständig und beeinflusst ihr Wohlbefinden und das Erleben ihrer eigenen Identität sowie deren Ausbildung.

Haben die Ex-Partner bezogen auf Ziele (»Er denkt nur an sich, ich in erster Linie an die Kinder.«), Wünsche und Erwartungen (»Ich will flexibel sein, aber sie will, dass ich mich an Vereinbarungen halte.«) Interessenkonflikte und wird dadurch zielgerichtetes Handeln behindert (»Immer wenn ich mit ihm reden will, wird er aggressiv und hört mir nicht zu.«), verstärkt dies die ohnehin schon bestehenden Konflikte noch (Fincham a. Beach 1999).

Das Erleben konträrer Ziele in intimen Beziehungen wirkt sich auf die Zufriedenheit mit der Beziehung und auf das subjektive Wohlbefinden negativ aus. Die Betroffenen sind dann mit ihrem Leben weniger zufrieden und haben weniger positive und mehr negative

Gefühle (Gere a. Schimmack 2013). Stellen Sie sich beispielsweise vor, das Ziel einer Mutter ist, gut für ihre Kinder zu sorgen, weshalb sie viel Zeit mit ihren Kindern verbringen und sie am Wochenende sehen will, damit sie sich mit ihnen beschäftigen kann. Ziel des Vaters jedoch ist, die Kinder dem in seinen Augen einengenden Verhalten der Mutter zu entziehen, weshalb er die Kinder so oft wie möglich bei sich haben will. In solchen Situationen ist es für die Eltern sehr schwierig, den Konflikt zwischen ihren jeweiligen Zielen zu lösen.

Außerdem fühlen sich viele Eltern, die sich in einer hochkonflikthaften Trennung bzw. Scheidung befinden, vom anderen Elternteil unfair behandelt oder benachteiligt und können schon deshalb nicht zu einer Einigung gelangen. In hochstrittigen Trennungen geht es oft um eine »faire« Aufteilung der Zeit mit den Kindern, der vorhandenen finanziellen Mittel, der Wohnmöglichkeiten usw.

Vieles deutet darauf hin, dass das Erleben mangelnder Fairness und das Gefühl der Benachteiligung in der Beziehung zum anderen Elternteil konfliktverstärkend wirkt.

Denn *erstens* schmerzt es Menschen und sie fühlen sich unfair behandelt, wenn sie sich wegen materieller und immaterieller Dinge, auf die sie meinen, ein Recht zu haben (z. B. Geld, Wohnen, emotionales Engagement, Zeit, Mühe), benachteiligt fühlen (Greenstein 2009). Das Gefühl der Benachteiligung basiert auf einem subjektiven Vergleich, bei dem der eine Partner seine eigenen Kosten und Nutzen mit den (vermeintlichen) Kosten und Nutzen des anderen vergleicht und zu der Überzeugung gelangt, dass die eigenen Kosten höher sind.

Zweitens neigen Menschen, die sich benachteiligt fühlen, weil sie glauben, sie hätten weniger Nutzen und ihnen würden mehr Kosten aufgebürdet als dem Ex-Partner, dazu, so zu handeln, dass das Gleichgewicht in der Beziehung aus ihrer Sicht wiederhergestellt wird (Kluwer, Heesink a. van de Vliert 2002).

Drittens kommt es öfter zu einer Trennung, wenn der eine Partner (meist die Frau) sich weniger glücklich fühlt als der andere (meist der Mann) (Guven, Senik a. Stichnoth 2012). Diese Erkenntnisse legen nicht nur den Schluss nahe, dass das Gefühl von Benachteiligung nach einer Trennung die Anpassung an die neue Situation erschwert, sondern auch, dass dies Betroffene sehr dazu motivieren kann, zurückzuschlagen, zu kämpfen und mit allen verfügbaren Mitteln Gleichbehandlung zu erzwingen, beispielsweise durch Racheaktionen oder durch Sabotieren der Ziele des getrennten Partners.

Oft meinen beide Eltern, sie hätten dem anderen schon viel zu sehr nachgegeben oder dieser sehe sie zu negativ, was die Chancen auf eine gütliche Beilegung des Konflikts ebenfalls verringert. Das Ringen um Gleichbehandlung macht alle Bemühungen, die unterschiedlichen Ziele und Wünsche zu vereinbaren, zunichte.

Der elterliche Konflikt kann auch auf andere Bereiche übergreifen, weil die Eltern erleben, dass die Auseinandersetzung sie aller Energie beraubt und sie sich nicht mehr erholen und sich persönlich nicht mehr weiterentwickeln können. Insbesondere im Fall von hochstrittigen Trennungen, bei denen die verschiedensten einander widersprechenden Ziele zum Ausdruck kommen, müssen Eltern eine Möglichkeit finden, ihr auf bestimmte Ziele ausgerichtetes Handeln in irgendeiner Form in Einklang zu bringen, was sich oft im täglichen Umgang mit konträren Sichtweisen niederschlägt.

Die Lösung eines Konflikts zwischen gegensätzlichen Zielen besteht in der Entscheidung darüber, ob man Eigeninteressen verfolgen (der Realisierung des eigenen Ziels nachjagen) will oder den Interessen des anderen entgegenzukommen bereit ist (Rusbult a. van Lange 2003). Die Entscheidung darüber wird durch den Umstand erschwert, dass Eltern, die sich in einer hochkonflikthaften Trennung oder Scheidung befinden, oft glauben, sie verträten die Interessen ihres Kindes. Sie gehen davon aus, dass ihr Kind genauso denkt und fühlt wie sie selbst. Außerdem nehmen sie fälschlich an, der andere Elternteil werde dem Kind die gleichen Verletzungen zufügen, die sie selbst erlitten haben. Das muss aber keineswegs so sein. Die Elternrolle fördert oft das Beste in Menschen zutage, was in der Beziehung zum Partner völlig anders sein kann.

Um Konflikte wegen Zielen und speziellen Interessen lösen zu können, müssen Ex-Partner bei ihren Abwägungen die Interessen der anderen Partei und die der Kinder berücksichtigen oder sie sogar ihren Eigeninteressen überordnen (Rusbult a. van Lange 2003).

Doch Eltern in einer hochstrittigen Trennung gehen mit Konflikten und konträren Zielen oft nicht konstruktiv um, weil sie sich benachteiligt fühlen, infolgedessen ihr Stressniveau stark ansteigt und sie nicht mehr in der Lage sind, emotional adäquat zu reagieren. Sie fallen zurück in den Überlebensmodus mit allem, was dazugehört – ins Polarisieren, ins Dämonisieren und in ein durch Tunnelsicht stark eingeschränktes Denken, statt dass sie sich eine lösungsorientierte Sicht zu eigen machen.

Übereinstimmende Ziele zu erkennen und die Fähigkeit zu entwickeln, Konflikte konstruktiv zu lösen, ist somit eine der wichtigsten Aufgaben bei hochkonflikthaften Trennungen. Das Formulieren konkreter Ziele regt die getrennten Eltern an, über verschiedene Möglichkeiten, diese Ziele zu erreichen, nachzudenken; insofern unterstützt es sie auch darin, ihre eigenen Ziele zu erreichen (Gollwitzer a. Brandstatter 1997). Ziele können Haus und Wohnen ebenso betreffen wie die Erziehung der Kinder und die Aufteilung von Gütern und finanziellen Reserven.

Ein wichtiges Ziel betrifft die Form der neuen Elternschaft: ob es eine »parallele Elternschaft« (Cottyn 2009) oder eher eine kooperative Team-Elternschaft werden soll. Cottyn hält den Trennungsstreit für ein Resultat der Verwirrung, die durch die Suche nach einer neuen Form der Elternschaft entsteht. Sie bezeichnet diesen Prozess als komplexen Übergang und geht davon aus, dass sich beide Eltern verantwortlich fühlen, der Streit über die Organisation der Elternschaft jedoch alles beherrscht.

Cottyn warnt professionelle Helfer vor der Illusion, es sei immer möglich, getrennte Eltern dazu anzuleiten, als gutes Team zusammenzuarbeiten, ohne zu streiten. Wenn Eltern schon lange im Streit lägen, sei dies ein zu romantisches Ideal. Manchmal verhilft auch das Abstandnehmen – dass sich der eine Elternteil nicht mehr in die Angelegenheiten des anderen einmischt – den Kindern zu einer ruhigeren Situation.

Im Falle paralleler Elternschaft konzentrieren sich die beiden Eltern jeweils auf ihre eigene Situation mit den Kindern und versuchen, ihre Aufgaben in ihrem jeweils eigenen Haushalt so gut wie möglich zu erfüllen. Sie lassen den Ex-Partner los und mischen sich in dessen Tun und Lassen nicht (mehr) ein. So kann das Dämonisieren ein Ende nehmen, es tritt Ruhe ein, und für die Kinder entsteht eine Umgebung, in der sie wieder Vertrauen entwickeln können. Zwischen den Eltern selbst besteht so wenig Kontakt wie möglich. Dies kann in einer zeitlich begrenzten Übergangsphase so gehandhabt werden oder über einen langen Zeitraum. Später können die Eltern wieder ein kooperatives, stärker verbundenes Team werden und einander zu Hause besuchen. Allerdings müssen sich dann die Spannungen gelegt haben und die Ex-Partner müssen wieder mehr Vertrauen zueinander entwickelt haben.

2.2.4 Die Kinder aus dem Blick verlieren

Es ist eigenartig, wie oft es in Gesprächen zwischen getrennten Eltern um die Kinder geht, diese aber tatsächlich aus dem Blick verloren werden. Eltern, Großeltern, das umfassendere Netzwerk, die professionellen Helfer – alle reden von den Kindern, aber so gut wie nie fragt jemand die Kinder selbst, wie es ihnen geht, was sie erleben und was sie brauchen. Das Reden über die Kinder wird nur zu einem Medium des Streits.

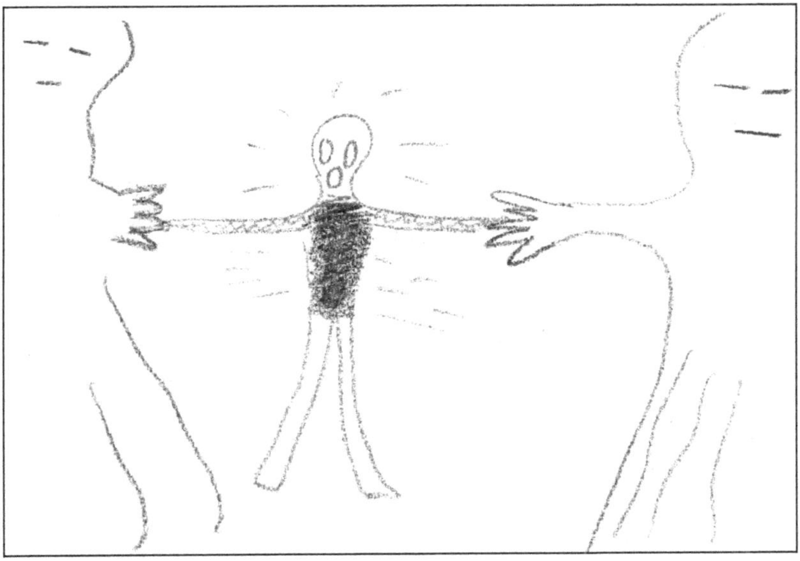

Abb. 1: Aus dem Blick verlorenes Kind

Professionelle Helfer beobachten in ihrer Praxis oft, dass Eltern in hochkonflikthaften Trennungen behaupten, sie stritten, »um ihre Kinder zu schützen« oder »zum Wohle der Kinder«. Sie sind davon überzeugt, dass die Erziehungsfähigkeiten des anderen Elternteils unzureichend sind, und sie halten sich selbst für besser befähigt (Johnston 1994).

Manchmal bezichtigt ein Elternteil den anderen, die Kinder verwahrlosen zu lassen oder sie zu misshandeln. Beide Eltern sehen sich selbst als Vertreter der Interessen ihres Kindes, als Hüter seiner Sicherheit und seines Wohls. Eltern fühlen sich im Recht, weil sie als Erziehungsberechtigte die Interessen des Kindes vertreten: Sie glauben, um das Wohl ihres Kindes zu streiten, nicht ihrer eigenen Interessen wegen. Tatsächlich jedoch geraten die Bedürfnisse und Interessen des Kindes durch den erbitterten Streit und Zwist der Eltern in Vergessenheit. Die Streitigkeiten stehen einer konstruktiven Erfüllung elterlicher Aufgaben tatsächlich im Weg (Fotheringham, Dunbar a. Hensley 2013).

Eine Studie hat gezeigt, dass dies ein wichtiges Thema bei Streitigkeiten zwischen Eltern in hochkonflikthaften Trennungen bzw. Scheidungen ist: Sorgen um die Sicherheit des Kindes und um sein Wohl unter der Obhut des anderen Elternteils. Dies gilt insbesondere dann, wenn die Kinder noch sehr klein sind (Cashmore a. Parkinson 2011).

Wenn sich ein Elternteil dem anderen überlegen fühlt und ihm gegenüber im Recht zu sein glaubt, weil er meint, die Interessen des Kindes besser zu vertreten als der andere, kann dieses Überlegenheitsgefühl den Streit zwischen den beiden Parteien verschlimmern und die Kommunikation zwischen ihnen erschweren. Die Vorstellung, im Interesse eines anderen (des Kindes) zu handeln, führt zur Verschärfung von Konflikten, es fördert die Unversöhnlichkeit und schadet der Bereitschaft zur Kooperation und zur Kompromissfindung bei Verhandlungen (Wildschut et al. 2003).

Ein Beispiel dafür, wohin dies führen kann, ist das *Eltern-Entfremdungssyndrom* oder die *Eltern-Kind-Entfremdung*. Dies wurde erstmals in den Vereinigten Staaten als *Parental Alienation Syndrome (PAS)* beschrieben. Gardner (1998) bezeichnet es als Störung im Kindesalter, die primär in Zusammenhang mit Streitigkeiten wegen des Sorgerechts und des Umgangsrechts auftritt. Charakteristisch für PAS ist eine Abwertungskampagne des einen Elternteils (meist der Mutter) und des Kindes dem anderen Elternteil (meist dem Vater) gegenüber und das Fehlen ambivalenter Gefühle beim Kind. Der eine Elternteil ist ausschließlich »gut«, der andere nur »schlecht« und das Kind hat wegen seines Verhaltens dem abgewiesenen Elternteil gegenüber keinerlei Schuldgefühle (Spruijt e. Kormos 2014).

Untersuchungen in den Vereinigten Staaten und in den Niederlanden haben ergeben, dass Eltern-Kind-Entfremdung bei ungefähr 10 Prozent aller Trennungskinder vorliegt. Meist wendet sich das Kind gegen den Vater, weil es in der Regel nicht bei ihm wohnt. Johnston (2006) ist der Auffassung, dass bei entfremdeten Kindern ein signifikant höheres Risiko einer ungünstigen Entwicklung in Form von Depression, schwachem Selbstwertgefühl sowie Drogen- und Alkoholmissbrauch besteht. Je stärker die Entfremdung, umso stärker sind bei solchen Kindern auch Angst, Depression und Aggression. Die Eltern-Kind-Entfremdung wird insbesondere vom verstoßenen Elternteil, meist dem Vater, als negativ empfunden. Auch die Väterbewegung weist berechtigterweise deshalb immer wieder auf die schädlichen Folgen einer solchen Ablehnung hin und stellt die Mutter als die Schuldige dar (Zander 2011).

Im Zentrum der Diskussion über dieses die Kinder betreffende Syndrom steht die Rolle der Erwachsenen, der Eltern (Bernet et al. 2010). Ein wichtiger Kritikpunkt von Kelly und Johnston (2001) lautet, die Aufmerksamkeit sei zu stark auf die »programmierenden Eltern« als die Unheilstifter gerichtet. Die Autoren fokussieren deshalb auf das entfremdete Kind im Kontext seines gesamten Familiensystems. Ihre Definition lautet:

> »Das entfremdete Kind ist ein Kind, das einem Elternteil gegenüber fortwährend ungerechtfertigte negative Gefühle und Gedanken (wie Wut, Hass, Ablehnung und/oder Angst) hegt. Diese entsprechen nicht den tatsächlichen Erfahrungen des Kindes mit dem betreffenden Elternteil.«
> [nach der niederl. Ausgabe übersetzt]

Auch hier kommen wieder die Erwachsenen zu Wort.

Wir möchten dieser Betrachtung unsere eigenen Reflexionen hinzufügen: Die Kinder wachsen in einer Umgebung auf, in der praktisch alle Involvierten polarisieren, zum Schwarz-Weiß-Denken neigen, sich dämonisierend äußern und Ambivalenz nicht zulassen. Oft äußern streitende Eltern ungerechtfertigte negative Gefühle und Ansichten über die andere Seite, die nicht auf realen eigenen Erfahrungen basieren. Es ist nicht verwunderlich, dass Kinder, die in einer Abhängigkeitsbeziehung aufwachsen, dämonisierende Gedanken und Äußerungen von dem Elternteil übernehmen, mit dem sie die meiste Zeit verbringen, nicht zuletzt auch weil dessen Netzwerk – Großeltern, Familie, Freunde – meist diese Überzeugungen teilt. Wir fragen uns, warum ein Kind in solch einem Fall überhaupt mit einem Etikett wie dem des Eltern-Entfremdungssyndroms versehen wird. Nach unserer Meinung gerät dabei das Kind aus dem Blick. Man kann von Kindern nicht erwarten, dass sie autonom denken, nicht Partei ergreifen und in zwei »Wahrheiten« gleichzeitig leben, wenn dies nicht einmal den Erwachsenen in ihrer Umgebung gelingt. Weil Kinder bezüglich ihres Überlebens (biologisch) von dem Elternteil, bei dem sie wohnen, abhängig sind, ist es für sie zwingend notwendig, sich für eine der beiden Wahrheiten, die ihre getrennten Eltern verkörpern, zu entscheiden. Aus all diesen Gründen sind wir der Überzeugung, dass der Schwerpunkt einer Behandlung auch in dieser Hinsicht bei den Eltern liegen muss.

Bei Eltern in hochkonflikthaften Trennungen kann man unserer Meinung nach sehr wohl von einem »Eltern-Entfremdungssyndrom« oder einem »elterlichen Entfremdungssyndrom« sprechen. *Sie* entfremden sich von ihren Ex-Partnern, mit denen zusammen sie Kinder in die Welt gesetzt haben, und *sie* verstoßen und dämonisieren einander. Das Kind kopiert dieses Verhalten nur, weil das Teil seiner Überlebensstrategie ist.

Diese Sichtweise liegt unserer Arbeit im Rahmen unseres Projekts zugrunde.

Inzwischen haben wir viele Male erlebt, dass Kinder den Kontakt zu beiden Eltern wieder aufnehmen können, wenn diese sich als Eltern versöhnt haben, einander nicht mehr ununterbrochen schlecht machen und aufhören, sich dem anderen Elternteil zu entfremden oder ihn gar zu verstoßen.

> Eine Tochter fasste dies kürzlich in einem Familiengespräch in folgende Worte: »Wenn ihr wieder normal miteinander umgeht, komme ich gerne zu dir, Mama.«

Kinder können oft erstaunlich gut ausdrücken, wie sehr sie unter Eltern leiden, die einander abwerten und verunglimpfen.

Marsha Pinedo (www.villapinedo.nl) hat auf diesem Gebiet bahnbrechende Arbeit geleistet. Sie hat eine Organisation für Kinder und mit Kindern getrennter Eltern gegründet. Auf der Website der Villa Pinedo findet man zahlreiche Briefe, Filmclips und Äußerungen von Kindern in anderer Form. Immer wieder geht daraus hervor, dass sich Kinder im Rahmen des Trennungsprozesses ihrer Eltern nicht gehört und gesehen fühlen. Fühlen Kinder sich hingegen gehört und gesehen, geht es ihnen einige Zeit nach der Trennung wieder gut. Deshalb hat Marsha Pinedo ein Buch für Eltern, die sich trennen wollen, geschrieben. In einem zugehörigen Online-Training wird Schritt für

Schritt erläutert, wie sie – das Kind immer im Blick behaltend – alle Veränderungen bewältigen können (Pinedo e. Vollinga 2013).[6]

Eltern in hochkonflikthaften Trennungen haben diese Perspektive oft verloren. Sie führen das Kind und das von ihnen definierte Erleben des Kindes in ihrem Streit als Argument an und verlieren es so in Wahrheit völlig aus dem Blick.

2.2.5 Ohnmachtsgefühle

Ein letztes Charakteristikum von hochkonflikthaften Trennungen ist ein starkes Gefühl der Ohnmacht, das alle von der Trennung Betroffenen empfinden. Sowohl die Eltern und ihre Kinder als auch die Menschen im Umfeld, einschließlich professioneller Helfer, werden oft von einem starken Gefühl der Ohnmacht geplagt. Trotz aller Bemühungen, die Situation zu verbessern, wird der Streit oft so erbittert geführt, dass es nicht gelingt, eine strukturelle Veränderung zu erreichen. Die Streitenden versuchen unablässig, beim Ex-Partner eine Veränderung zu erzwingen. Das Netzwerk trägt seinen Teil dazu bei und die professionellen Helfer bemühen sich, den Streit zu unterbrechen und die Eltern zur Vernunft zu bringen.

Scheitern alle Bemühungen, sucht man oft Zuflucht in einer Klassifizierung des Problems. Besonders verbreitet ist es, den Kontrahenten als psychisch gestört hinzustellen. Dem liegt offenbar der Gedanke zugrunde: »Wenn alle meine Bemühungen, die Situation zu verbessern, auf nichts hinauslaufen, muss der andere wohl gestört sein.«

Heftige emotionale Reaktionen in einem solchen Streit legen oft nahe anzunehmen, eine Borderline-Problematik liege vor. Das ist gar nicht so abwegig, weil typische Symptome einer Borderline-Störung Schwarz-Weiß-Denken, verzweifeltes Bemühen, Verlassenwerden zu vermeiden, ein negatives Selbstbild, impulsives Handeln und unangemessene Wut (Diagnosekriterien im DSM-IV[7]) sind – alle diese Faktoren sind bei hochstrittigen Trennungen häufig anzutreffen.

Bei Differenzen bezüglich des Erziehungsstils – ein Elternteil ist etwas unordentlicher und lockerer, der andere etwas strenger – wird

6 In deutscher Sprache gibt es aktuell leider keine äquivalente Website. Rat, Hilfe und Unterstützung können Kinder und Eltern beispielsweise unter www.trennungskind.de finden – leider ohne Briefe, Filmclips o. Ä.

7 DSM-IV = Diagnostic and Statistical Manual of Mental Disorders, veröffentlicht 2000; dt.: Schulte-Markwort, Marutt u. Riedesser (2002).

die andere Seite häufig psychopathologisiert, indem ihr eine Aufmerksamkeitsdefizitstörung (ADS oder ADHS) oder eine Zwangsstörung (OCD) zugeschrieben wird. Dieses Verhalten kann teilweise auf einer Überlebensstrategie beruhen. Versucht beispielsweise ein Elternteil, einem Streit durch zunehmendes Vermeiden der anderen Partei aus dem Weg zu gehen, wird er manchmal als »autistisch« oder »narzisstisch« abgestempelt.

Auch dem mit dem Streit befassten professionellen Helfer wird oft eine Psychopathologie unterstellt, beispielsweise Narzissmus. Menschen mit einem stark narzisstischen Anteil zeigen einen Mangel an Empathie (Decety a. Jackson 2004), neigen zu Aggressivität, wenn sie sich bedroht fühlen (Bushman a. Baumeister 1998), sind nachtragend, hegen starken Groll (Exline et al. 2004) und sind in der Kommunikation stärker auf die eigenen Interessen als auf die ihres Partners fokussiert (Vangelisti, Knapp a. Daly 1990).

Alle diese Charakteristika lassen sich auch auf Eltern im Trennungskampf beziehen. Sie selbst sind oft völlig von der Richtigkeit ihrer Beobachtung überzeugt, dass ihr Kontrahent Anzeichen für eine Psychopathologie erkennen lässt: »Ich habe im Internet recherchiert und es trifft alles haargenau zu.«

Im Rahmen des Programms *Kinder aus der Klemme* vertreten wir die gleiche Haltung, wie wenn es um die Kinder geht, die aufgrund ihrer zahlreichen Symptome zu uns kommen. Der Stress eines Trennungsstreits macht Menschen verletzlich und ängstlich und lässt sie in ihren Reaktionen starr werden. Erst wenn wieder ein höheres Maß an Sicherheit erreicht ist und der Stress nachgelassen hat, wird erkennbar, in welcher Hinsicht noch Sorgen bestehen und wo weiterhin Hilfe und eine Behandlung erforderlich sind. Uns geht es nicht darum, gestellte Diagnosen anzufechten; vielmehr bleiben wir darauf fokussiert, Stress zu verringern und die Sicherheit der Umgebung, in der Kinder aufwachsen, zu verbessern.

Klassifizierungen und Diagnosen sehen wir in diesem Zusammenhang als eine Form der Dämonisierung. Durch ihr Gefühl der Ohnmacht werden die Beteiligten dazu veranlasst, nach etwas außerhalb von ihnen selbst, dem Dämonen, zu suchen. Eine psychische Störung zu unterstellen bietet sich da geradezu an. Es gibt eine Ursache, die beim anderen liegt. Deshalb muss er sich behandeln lassen; und vielleicht wird dann alles wieder gut.

So schließt sich der Kreis, und der Zusammenhang zwischen der Ohnmacht, der Reaktion darauf und dem zuerst beschriebenen Merkmal von »Kampfscheidungen«, dem Dämonisieren, wird klar.

2.3 Interventionen

Professionelle Helfer, die in hochkonflikthafte Scheidungen bzw. Trennungen verwickelte Familien betreuen, geraten nur zu oft in einen Zustand der Erschöpfung und Frustration. Sie werden mit verschiedenen Dilemmata konfrontiert, während sie versuchen, erbittert streitenden Eltern und ihren darunter leidenden Kindern adäquate Unterstützung, Betreuung, Information und Hilfe zukommen zu lassen. Oft wird dabei dem Wohl des Kindes zu wenig Aufmerksamkeit zuteil. Deshalb sind bei dieser Problematik Interventionen im Interesse des Kindeswohls dringend vonnöten.

Soweit uns bekannt ist, existieren zurzeit weder in den Niederlanden noch in anderen Ländern nachweislich wirksame Interventionen, die für Eltern und Kinder in Fällen hochstrittiger Trennung entwickelt wurden.

In Deutschland wird durch verschiedene Angebote und Informationsschriften (z. B. »Eltern bleiben Eltern« von Lederle von Eckardstein et al. 2012, herausgegeben von der Deutschen Arbeitsgemeinschaft für Jugend- und Eheberatung e. V. als Infomaterial der Bundesregierung) oder das Angebot für jede Trennungsfamilie, sich zur Beratung an das Jugendamt zu wenden, versucht, hochkonflikthaften Entwicklungen vorzubeugen.

Es gibt verschiedene Artikel, in denen Interventionen für Familien in hochkonflikthaften Trennungen beschrieben werden, aber diese sind weder theoretisch untermauert noch wissenschaftlich auf ihre Effektivität hin untersucht (Lebow a. Rekart 2007; Spillane-Grieco 2000).

In den Niederlanden wurden hauptsächlich präventive Interventionen entwickelt, die die schädlichen Auswirkungen von Trennungen auf Kinder einschränken sollen. Vom Nederlands Jeugdinstituut (niederländisches Jugendinstitut, www.nji.nl; engl.: www.youthpolicy.nl), einem Wissensnetzwerk für Jugend- und Erziehungsfragen in Utrecht, wurden drei präventive Interventionen als theoretisch gut untermauert anerkannt:

1. JES! Het Zwolse Brugproject (das Brückenprojekt aus Zwolle); www.jijenscheiden.nl;
2. Kinderen in Echtscheiding Situaties (KIES; Kinder in Scheidungssituationen; www.kiesvoorhetkind.nl) und
3. Dappere Dino's (tapfere Dinos); www.dapperedino.nl.

Zurzeit wird die Wirksamkeit dieser Interventionen in den Niederlanden weiter erforscht.

2.4 Kinder aus der Klemme

Aus den vorangegangenen Ausführungen geht hervor, dass sich Interventionen für Familien, die sich trennen, an den Kindern orientieren müssen. Sowohl die unmittelbaren Auswirkungen eines solchen Streits (Erleben und Beschwerden der Kinder) als auch seine indirekten Folgen (bezüglich der Verfügbarkeit der Eltern und der Erziehungsqualität) sollten dabei berücksichtigt werden.

Das KJTC und das Lorentzhuis haben eine Intervention entwickelt, die diese Kriterien zu erfüllen versucht. In der nun folgenden Beschreibung der Methode wird diese konkreter erläutert.

3 Die Methode

3.1 Zusammenfassung der Methodik

Das Programm zielt auf getrennt lebende Eltern, die sich nicht zu einer Einigung über eine gute Organisation ihrer Elternschaft (Cottyn 2009) durchringen können und die über Fragen der Versorgung und des Wohnens sowie über finanzielle Angelegenheiten streiten. Der Gruppenansatz *Kinder aus der Klemme* wendet sich an Eltern, die schon länger als ein Jahr getrennt/geschieden sind oder die nie zusammengewohnt haben, deren Streit eskaliert ist und die infolgedessen ihre Kinder aus dem Blick verloren haben. Ist der Streit noch nicht eskaliert, kann man durch eine Folge von Gesprächen noch einiges an Schaden abwenden.

Die Arbeit findet in einem Multifamilientherapie-Setting statt. Eine Elterngruppe arbeitet parallel zu einer Kindergruppe.

Ziel der Arbeit ist es, für die Kinder ein Klima der Sicherheit zu schaffen, in dem sie sich optimal entwickeln können, ein Klima des Vertrauens, in dem die Eltern entweder kooperieren oder einander – im Rahmen paralleler Elternschaft (Cottyn 2009) – loslassen können. Letztlich geht es darum, den Streit zu deeskalieren und die Kinder wieder in den Mittelpunkt zu rücken.

Ziel der Kindergruppe ist es, den Kindern die Möglichkeit zu geben, auf kreative Weise zu äußern, wie der Streit ihrer Eltern sie innerlich trifft. Außerdem ermöglicht die Gruppe ihnen den Kontakt zu Leidensgenossen. Sie merken, dass nicht nur sie allein »in der Klemme« sitzen zwischen ihren Eltern und dem diese umgebenden Netzwerk. Die Kinder können in einer solchen Gruppe voneinander lernen und einander unterstützen. Dort geht es ums Wiedererkennen, Anerkennen und die Befreiung von Schuldgefühlen, um kreative Kräfte und um Wehrhaftigkeit.

Die wichtigsten Details des Ansatzes sind:

- Jeweils sechs Familien werden gleichzeitig behandelt.
- Die Arbeit findet in zwei parallelen Gruppen statt, einer Eltern- und einer Kindergruppe.
- Ziel der Arbeit ist es, für die Kinder eine sichere Umgebung zu schaffen; dafür müssen die Eltern sich einsetzen.

- Für die Kinder (im Prinzip handelt es sich ausschließlich um die Kinder von Eltern, die am Gesamtprogramm teilnehmen) gibt es ein eigenes Kreativprogramm.
- Beide Eltern müssen gemeinsam zu den Vorgesprächen und zu den Sitzungen kommen.
- Die Eltern müssen bereit sein, ihr Netzwerk in die Arbeit einzubeziehen und Angehörige ihres Netzwerks zum Netzwerk-Informationsabend mitzubringen. Zwischen den Sitzungen wird das Netzwerk an den Hausaufgaben der Eltern kontinuierlich beteiligt.
- Die Eltern- und die Kindergruppe kommen jeweils 8 x 2 Stunden parallel zusammen. Jeweils nach ca. 1 Stunde findet eine Pause statt, in der die Familien aufeinandertreffen und sich die Therapeuten austauschen. Nach den Sitzungen tauschen sich die Therapeuten nochmals aus.
- Die Eltern werden über dämonisierende Kommunikationsmuster, die Funktionsweise der Stress-Systeme, den Umgang mit Emotionen innerhalb des Toleranzfensters, die direkten und indirekten Folgen ihrer Streitigkeiten für die Kinder, ihre elterlichen Aufgaben und darüber, was Kinder brauchen, informiert.
- Abgesehen von der theoretischen Information und der Reflexion darüber werden auch viele Übungen zu den wichtigsten Themen durchgeführt.
- Die Eltern entwickeln eine Erzählung über ihre Trennung, mit der die Kinder leben können.
- Die therapeutische Haltung ist die der therapeutischen Präsenz. Die Therapeuten übermitteln den Eltern die Botschaft, dass sie sie unterstützen werden, was auch immer geschehen mag, und dass sie die Kinder niemals aufgeben dürfen.
- Die Kinder stellen den Eltern und den Therapeuten in Sitzung 6 die Resultate ihrer kreativen Gruppenarbeit vor.
- In der gleichen Sitzung erläutern die Eltern den Kindern und den Therapeuten, was sie durch das Programm gelernt haben und was sie sich in Zukunft für ihre Kinder wünschen.
- Falls notwendig, ist in einem festgelegten Rahmen auch eine Nachsorge möglich.
- Kontra-Indikationen: Suchtprobleme, Psychose eines Elternteils, Minderbegabung und aktuell anhaltende Gewalt in den Beziehungen innerhalb der Familie.
- Eine bestehende Psychopathologie ist keine Kontraindikation.

In Tabellenform dargestellt sieht der Ablauf der Methode folgendermaßen aus:

	Eltern	**Kinder**
Vorab	Anmeldung Beide Eltern müssen sich unabhängig voneinander anmelden. Es ist möglich, dass sich auch nur ein Elternteil anmeldet. Die Therapeuten nehmen dann vor dem ersten Termin mit dem anderen telefonisch Kontakt auf. Nur wenn beide einverstanden sind, kommt es zum ersten gemeinsamen Vorgespräch. Telefonisch werden erste Informationen über die Kinder notiert (Alter, Besonderheiten, Vorbehandlungen). Ein Termin für ein persönliches Gespräch wird vereinbart. Die Eltern werden auf erforderliche Unterlagen (ggf. Überweisung; s. Anhang 1) hingewiesen und gebeten, diese zum Termin mitzubringen.	Informationen über die Kinder kommen von Zuweisern, oder die Kinder sind schon bei uns bekannt.
Erstes Vorgespräch	Kennenlernen Information Gruppenbedingungen erläutern Einverständniserklärung mit der Teilnahme Erklärung der Bedeutung des Netzwerktreffens Verabredung, wie Entscheidung für Teilnahme mitgeteilt wird	Fragebogen zu Kindern in Empfang nehmen
Zweites Vorgespräch	Kurzer gemeinsamer Start mit der ganzen Familie Hinderliche Faktoren Eventuelle traumatische Erlebnisse und wie die Eltern einander triggern Fragen der Eltern Teilnahme der Kinder besprechen Erwartungen bezüglich erforderlicher Veränderungen des elterlichen Verhaltens im Interesse eines sicheren Erziehungsumfeldes Wer nimmt an den Netzwerktreffen teil?	Kennenlernen Die Häuser Erläuterung
Informationsabend für das Netzwerk	Erläuterung des Programms und der Arbeitsweise Fragen von Angehörigen des Netzwerks Das Netzwerk um Mitarbeit bitten	Nicht anwesend

	Eltern	Kinder
Sitzung 1	Begrüßung Kennenlernen mit Vorstellung der Kinder anhand von Fotos Erläuterung destruktiver Kommunikationsmuster Austausch zu destruktiven Kommunikationsmustern Hausaufgabe: Identifizieren dämonisierender und destruktiver Umgangsmuster; das Netzwerk darüber informieren; Film ansehen, Artikel lesen mit Netzwerk Abschluss	Kennenlernen Eine Präsentation für die Eltern mit kreativen Mitteln vorbereiten oder daran arbeiten, wie die Kinder den Streit zwischen ihren Eltern erleben
Sitzung 2	Übung zum »Ankommen« Was hat sich seit der letzten Sitzung verändert? Übung »In die Rolle der Kinder schlüpfen« in drei Runden; destruktive Kommunikationsmuster im Rollenspiel (Eltern in Kinderperspektive) Besprechen der Hausaufgaben: • Wie gehen die Eltern damit um? Und wie hat ihr Netzwerk darauf reagiert? • Welche Folgen hat das für die Kinder? • Eine Erzählung über die Trennung entwickeln, mit der die Kinder leben können; diese Geschichte mit dem Netzwerk besprechen Abschluss	Fortsetzung der Arbeit an der Präsentation
Sitzung 3	Übung zum »Ankommen« Mitgebrachte Erzählung über die Trennung für die Kinder vortragen und besprechen Information zu Traumata, zu Konflikten und zum Stress-System Gruppengespräch und Reflexion Hausaufgaben: • Im Alltag auf destruktive Muster, zunehmenden Stress und die eigene Position dabei achten; diese Zusammenhänge dem Netzwerk erklären • Zu Sitzung 4 drei Symbole mitbringen, die Qualitäten des anderen Elternteils wiederspiegeln Abschluss	Fortsetzung der Arbeit an der Präsentation
Sitzung 4	Übung zum »Ankommen« Was hat sich verändert?	Fortsetzung der Arbeit an der Präsentation

	Eltern	Kinder
	Besprechung der Hausaufgaben, eine Runde Symbole und Komplimente Fragen: Neue Lösungen für alte Probleme Abschluss	
Sitzung 5	Übung zum »Ankommen« Was hat sich verändert? Gemeinsam werden neue Lösungen für alte Probleme erarbeitet (Übung) Hausaufgaben: Neue Lösungen für alte Probleme suchen Dem Netzwerk erklären, was sich positiv verändert hat Zusammen mit dem Netzwerk die Präsentation vorbereiten Abschluss	Fortsetzung der Arbeit an der Präsentation
Sitzung 6	Übung zum »Ankommen« Präsentationen der Eltern und Kinder füreinander Reflexionen und Gefühle angesichts der Präsentation der Kinder Präsentation der Eltern Reflexionen angesichts der Präsentationen der Eltern Abschluss	Präsentationen der Eltern und Kinder füreinander
Sitzung 7	Übung zum »Ankommen« Neue Lösungen für alte Probleme Hausaufgaben: Nachdenken darüber, was sich verändert hat und ob weiter Hilfe erforderlich ist Gespräch mit dem Netzwerk Abschluss	Austausch von Tipps untereinander für den weiteren Umgang mit Streits der Eltern
Sitzung 8	Evaluation und Abschluss	Austausch von Tipps (siehe Sitzung 7)

3.2 Behandlung im Rahmen einer Gruppe

Im KJTC und im Lorentzhuis finden viele Gruppentherapien mit Ehepaaren, Familien, Elternpaaren, Kindern und Eltern-Kind-Dyaden statt. Es gibt zahlreiche Untersuchungen über die Wirksamkeit von Einzelbehandlungen verglichen mit Gruppenbehandlungen. In vielen von ihnen hat sich gezeigt, dass sowohl Einzel- als auch Gruppenbehandlungen wirksam sind (van der Stel 2002). Gruppentherapien scheinen insbesondere bei sozialen Problemen und Verhaltensproblemen besser zu wirken als Einzeltherapien (Wethington et al. 2008), und das Gleiche gilt bei Gewalt in Beziehungen (Stith et al. 2004). Weil Eltern in einem anhaltenden Streit ihre Probleme so vehement externalisieren, hat sich aufgrund der umfangreichen klinischen Erfahrungen mit Therapiegruppen das Programm *Kinder aus der Klemme* für einen gruppentherapeutischen Behandlungsansatz entschieden.

Die Eltern- und die Kindergruppe finden immer gleichzeitig statt. Die Familien betreten die Behandlungsräume gemeinsam, sodass die Kinder sehen und erleben, dass sie nicht als »Problemkinder« bei einer sozialen Einrichtung »abgeliefert« werden, sondern dass sich ihre Eltern selbst an der Arbeit beteiligen.

Die Behandlung in einer Gruppe hat zahlreiche allgemeine Vorteile: Die Teilnehmer können ihre Probleme bei anderen Gruppenmitgliedern wiedererkennen und anerkennen, sie lernen, sich selbst und das eigene Verhalten im Spiegel des anderen besser wahrzunehmen; sie unterstützen einander; sie können in einer sicheren Umgebung mit neuen Verhaltensweisen experimentieren und diese einüben, sie lernen von anderen Gruppenmitgliedern, die die gleichen Probleme wie sie haben; sie können allmählich Vertrauensbeziehungen aufbauen; Entfremdung und soziale Isolation nehmen in der Gruppe ab. All dies entfaltet auch im Rahmen des Programms *Kinder aus der Klemme* seine Wirkung.

Wie schon im Vorwort beschrieben, ist die Arbeit mit Eltern, die sich in einer hochkonflikthaften Trennung oder Scheidung befinden, oft für alle Beteiligten erschöpfend und wenig effektiv. Der Therapeut kann sich in den polarisierenden Streit verstricken und arbeitet dann nicht mehr gut. Im Gruppenrahmen arbeiten grundsätzlich zwei Therapeuten zusammen. Gemeinsam fällt es ihnen viel leichter, sich aus dem Streit herauszuhalten. Als anteilnehmende Außenstehende können sie die Eltern zu einem anderen Verhalten einladen und auf die Schaffung einer sicheren Umgebung für die Kinder fokussieren.

In individuellen Beratungsgesprächen und Einzelbehandlungen bleiben Eltern oft in ihrer eigenen Wahrheit gefangen. Sie versuchen dann mit aller verfügbaren Kraft, ihr Gegenüber von der Richtigkeit ihrer Sicht zu überzeugen.

Die Dynamik in einer Gruppe ist eine andere. Eltern erkennen sich in anderen Eltern, im Streit anderer Elternpaare wieder. Sie können einander sowohl konfrontieren als auch unterstützen. Außerdem können in einer Gruppe Übungen ausgeführt werden und es sind mehr

Möglichkeiten der Arbeit verfügbar als in einer Therapie mit einem Elternpaar, einem Erwachsenen, einem Kind oder einer Familie.

In der Gruppe werden Eltern in einem anderen Kontext als dem gewohnten miteinander konfrontiert. Meist haben sie einander vorher gemieden, weil jedes Aufeinanderprallen bei ihnen viel Stress erzeugte. Sie haben einander nur im Streit oder aus der Perspektive einer polarisierten Tunnelsicht gesehen. Die Gruppenbehandlung durchbricht dieses Vermeidungsverhalten.

Aufgrund der Teilnahme an der Gruppenarbeit sind sie oft erstmals seit Jahren wieder in der Lage, auch gute Seiten ihres Ex-Partners zu sehen. Sie erleben erfreuliche und lehrreiche Interaktionen mit anderen Gruppenmitgliedern oder mit dem Therapeuten, insbesondere aber in der Pause gute Interaktionen mit ihren Kindern. Beispielsweise erzählte eine Mutter in der Gruppe ganz erstaunt, ihr vierjähriger Sohn sage oft, er habe große Angst vor seinem Vater, aber in der Pause habe er fröhlich auf dessen Schoß gesessen und beide hätten sich gemeinsam schlapp gelacht. Die Mutter fühlte sich erleichtert, weil im Kontakt zwischen Vater und Sohn auch diese Seite zum Vorschein gekommen war.

So kann der Stress, den die Anwesenheit des Ex-Partners hervorruft, in der Gruppensitzung und in den Pausen verringert werden. Angst und Aggression lassen nach, weil sich die getrennten Partner nicht ständig auseinandersetzen müssen. Wenn sie ruhig dem Therapeuten oder anderen Gruppenteilnehmern zuhören, merken sie manchmal, dass sie in Anwesenheit des anderen Elternteils auch entspannt sein können.

In einem späteren Stadium erleben sie möglicherweise, dass sie während eines Gesprächs mit dem Ex-Partner wieder unter Stress geraten, der sich dann aber nach einer Weile wieder auflöst. Sie lernen zu spüren, wann der Stress zu stark wird, wie sie das Gespräch in solchen Augenblicken kurz unterbrechen, sich wieder beruhigen und es später fortsetzen können. Den gleichen Prozess erleben sie in der Gruppe auch bei anderen Teilnehmern mit. Im Idealfall lernen sie sogar, beim Ex-Partner weniger Stress hervorzurufen, im Kontakt miteinander die Bedürfnisse des Kindes in den Mittelpunkt zu stellen, zusammenzuarbeiten und gemeinsam Vereinbarungen zu treffen.

Eltern können einander in der Gruppe oft besser als die Therapeuten unterstützen, konfrontieren und korrigieren, weil sie das Gefühl haben, mit den anderen Teilnehmern auf Augenhöhe zu sein. Sie sehen bei anderen streitenden Eltern, wie sich Streitigkeiten auf die Kinder auswirken.

Beispielsweise sah eine Mutter eine andere in der Pause wütend nach draußen laufen, weil es in der Elterngruppe zu einer Konfrontation gekommen war. Und sie sah auch, dass die sechsjährige Tochter der anderen Mutter vor der Eingangstür wartete. Das Mädchen kam gerade aus der Kindergruppe und wollte ihrer Mutter eine Zeichnung zeigen, doch die Mutter stürmte an ihr vorbei, ohne sie zu beachten. Die Mutter, die diese Szene beobachtet hatte, kam dem Mädchen zu Hilfe und erlebte seinen Kummer darüber, die eigene Mutter in diesem Moment nicht erreichen zu können. Nach der Pause erklärte die Mutter, die diese Szene als Beobachterin miterlebt hatte, sie wisse nun, dass sie ihre Kinder so etwas niemals erleben lassen wolle.

Eltern können einander auch helfen, ihre negativen Gedanken über sich selbst zu korrigieren.

Eine Mutter erzählte in der Elterngruppe, sie sei in letzter Zeit immer sehr müde von ihrer Arbeit und ihre Kinder seien so laut. Der Vater sagte: »Dann lass doch die Kinder am Wochenende einen Tag länger bei mir.« Darauf reagierte die Mutter mit der spitzen Bemerkung: »Bin ich jetzt etwa wieder keine gute Mutter oder was?!« Daraufhin stellten andere Eltern klar, dass der Vater ein Angebot gemacht habe, um sie zu unterstützen und dafür zu sorgen, dass sie eine gute Mutter bleiben könne.

Die sechs Elternpaare, die an einer solchen Gruppe teilnehmen, befinden sich in verschiedenen Phasen ihres Streits. Einige sind »erst« seit eineinhalb Jahren getrennt, andere schon seit zehn oder zwölf Jahren. Sie erkennen bei anderen Eltern die verschiedenen Stadien wieder und können einander warnen, die Situation nicht auf die Spitze zu treiben. Sie erklären einander, dass ein Rechtsstreit das ganze Problem nur noch verschärft, dass die Kinder sich nach Beendigung des Streits deutlich erholen usw. Eltern nehmen so etwas von anderen Eltern, die aus persönlicher Erfahrung sprechen, eher an als von Therapeuten.

In der Kindergruppe fühlen sich die Kinder anerkannt und erkennen sich in den anderen Kindern wieder: Sie sehen, dass ihre Beschwerden eine Reaktion auf den Streit ihrer Eltern sind. Viele Kinder glauben, ihre Eltern streiten so heftig, weil sie selbst so schwierig und kompliziert seien. Schließlich beteuern die Eltern ja immer wieder, sie stritten »im Interesse der Kinder«. Die Kinder erleben das zwar völlig anders, aber schuldig fühlen sie sich trotzdem. Wenn man Kinder verschiedener Altersstufen in einer Gruppe zusammenfasst, kristallisiert sich eine Gemeinsamkeit heraus, ein Bereich gemeinsamer Erfahrung, in dem sich Kinder verschiedener Altersstufen und Entwicklungsphasen unterstützen können.

Auch die Therapeuten bilden eine Gruppe. Es gibt zwei Therapeuten für die Elterngruppe und zwei für die Kindergruppe und bestenfalls in beiden Gruppen je einen Praktikanten. Jede Familiengruppe wird also von einem Team begleitet, das aus insgesamt vier bis sechs Therapeuten besteht. Die Mitglieder der Therapeutengruppe unterstützen und helfen einander. Die Therapeuten treffen sich vor jeder Gruppensitzung, um einander über neue Entwicklungen zu informieren und sich gemeinsam auf die kommende Sitzung vorzubereiten. Sie beraten kurz über die Themen, die auf dem Programm stehen, wobei sie auch Raum für das lassen, was die Eltern und Kinder eventuell einbringen. In der Pause setzen sich die Therapeuten erneut fünfzehn Minuten zusammen, um über das Geschehen in den beiden Gruppen zu reflektieren und zu erörtern, ob Programmanpassungen erforderlich sind.

Oft verläuft der Prozess in beiden Gruppen parallel. Sind beispielsweise in der Kindergruppe viele Kinder mit ihrer Angst vor der Wut ihrer Eltern beschäftigt, geht es in der Elterngruppe oft ebenfalls um die Wutausbrüche der Eltern und um ihre Angst sowohl vor den eigenen Wutanfällen als auch vor denjenigen ihres Ex-Partners. Oder in der Kindergruppe herrscht eine sehr entspannte und ruhige Atmosphäre, während die Eltern hart und konstruktiv arbeiten. Besteht in der Kindergruppe ein hohes Angstniveau, kann man fast immer annehmen, dass der Prozess in der Elterngruppe zu schnell vorangeht und bei den Eltern zu große Angst erzeugt. Kinder scheinen Spannungen in der Elterngruppe selbst aus der Entfernung aufzuschnappen. Kurz innezuhalten und dies mit den Eltern zu besprechen kann in solchen Fällen Abhilfe schaffen und die Angst in beiden Gruppen reduzieren.

Die Parallelität der Prozesse in der Eltern- und in der Kindergruppe wird häufig in der Pause und während der Nachbesprechung der Therapeuten deutlich. Eine Nachbesprechung findet nach jeder Gruppensitzung statt. In diesen 30 Minuten reden die Therapeuten über ihre Erlebnisse und Frustrationen, ihre Trauer und ihre Freude angesichts der Entwicklungen in den Gruppen. Das Geschehen dort berührt nicht nur die Eltern und Kinder tief innerlich, sondern auch die Therapeuten. Die Familien erleben viele Emotionen – Verzweiflung, Ohnmachtsgefühle, Trauer, Wut und Angst, aber auch Verbundenheit, Hoffnung, Liebe, Sehnsucht und Durchsetzungsfähigkeit. Die gleichen Emotionen erleben auch die Therapeuten, Frustration und Freude wechseln einander auch bei ihnen ab. Die Therapeuten müssen sich im Kontakt miteinander sicher fühlen und sich über ihre Gefühle austauschen können.

Ein wichtiger zusätzlicher Einfluss in der Elterngruppe ist der Kontakt zwischen den Gruppenmitgliedern. Manchmal verstärkt dieser die Polarisierung zwischen den beiden Eltern noch, weil Gruppenteilnehmer zwischen den Sitzungen Unterstützung bei anderen Teilnehmern suchen und sich mit diesen verbünden. Solche Vorgänge sollten in der Gruppe besprochen werden, verbunden mit der Frage, ob sie dem Vertrauen zwischen den getrennten Eltern und der Schaffung eines sicheren Erziehungsumfeldes für die Kinder förderlich sind. In solchen Fällen finden sich immer wieder Eltern, die konfrontieren, korrigieren und einander Ratschläge geben.

Manchmal ist es sinnvoll, den Eltern ans Herz zu legen, vor Behandlungsende auf jeglichen privaten Kontakt mit anderen Gruppenmitgliedern zu verzichten. Ihn zu verbieten ist nicht ratsam, weil dadurch nur ein neuer Konfliktherd entsteht. Am wirksamsten scheint es zu sein, die Verantwortung dafür der Elterngruppe und den betreffenden Eltern zu überlassen und als Therapeut so klar und transparent wie möglich auf die potenziellen Folgen privater Kontakte außerhalb der Sitzungen hinzuweisen.

3.3 Die therapeutische Haltung

Die Therapeuten bemühen sich von Anfang an um eine kooperative Atmosphäre, in der die ganze Gruppe, Eltern wie Therapeuten, gemeinsam an einer besseren Situation für Kinder und Eltern arbeiten. Dabei fungieren die Therapeuten als verbindendes Element. Die Elterntherapeuten kennen die Namen der Kinder und erwähnen die Kinder regelmäßig, indem sie beispielsweise sagen: »Wie schön Sie mit Sofie in der Pause zusammengesessen haben und sie sich an Sie gekuschelt hat« oder: »Toll, dass Said seine Gitarre mitgebracht hat.« Die Kindertherapeuten sagen zu den Kindern regelmäßig etwas über ihre Eltern, beispielsweise: »Wie stolz dein Papa dich in der Pause angeschaut hat, als du ihm die Zeichnung gezeigt hast« oder: »Da hast du aber vorhin schön bei deiner Mutter auf dem Schoß gesessen«.

Die Elterngruppe

Die therapeutische Haltung in der *Elterngruppe* ist die therapeutischer Präsenz, vergleichbar mit Haim Omers elterlicher Präsenz, die er in seinem Buch *Autorität ohne Gewalt* (Omer 2003) beschreibt. Die Therapeuten sind immer da und äußern sich sehr bestimmt und klar darüber, »was geht« und »was nicht geht«: Kinder aufzugeben beispielsweise ist keine Option. Die von Eltern als unlösbar dargestellten Probleme halten sie diesen immer wieder vor: Ihr *müsst* einen Weg finden, sonst gelingt es euren Kindern niemals, da herauszukommen. Und die Therapeuten äußern immer wieder ihre Zuversicht, dass die Eltern ihr Verhalten ändern können.

Während der Behandlung werden die Eltern immer wieder mit Wahlmöglichkeiten konfrontiert, was bei ihnen das Gefühl der Autonomie fördert. So entsteht Raum für Veränderung und Reflexion. Bei vielen Eltern ist der Stress so stark geworden, dass sie ihr Heil nur noch darin suchen, den Schaden zu begrenzen; es geht ihnen also nur noch darum, Lösungen zu finden, die weiter polarisieren. Die Präsenz der Therapeuten und das Vertrauen, das sie ausstrahlen, ermöglichen den Eltern, Stress abzubauen und aufgrund dessen wieder ein größeres Spektrum an Möglichkeiten ins Auge zu fassen.

Die Therapeuten überlassen die Regie über den Inhalt der Gruppe also weitgehend den Eltern. Wenn die Therapeuten die Führung übernehmen – etwa beim Setzen von Grenzen, wenn sie Teilnehmer unterbrechen, wenn sie Sitzungen beenden, vor einer Pause und bei ähnlichen Anlässen –, sollten sie so transparent und vorhersehbar wie möglich arbeiten. Dies kommt dem Vertrauen zu ihnen und zur Therapie zugute.

Im Übrigen sollten möglichst wenig Regeln formuliert und Vereinbarungen getroffen werden (siehe Sitzung 1 der Elterngruppe). Stattdessen sind die Therapeuten stets wachsam, achten auf destruktive Kommunikation und stoppen diese, wenn das nicht durch die Gruppe geschieht. Dies wird dann gleich zur Reflexion genutzt.

Ein wichtiges Thema, das in jeder Elterngruppe auftaucht, ist das Bedürfnis fast aller Eltern, in der Gruppe zu erzählen, was alles geschehen ist, um ihre Wahrheit als die einzig richtige darzustellen, ihr Leid mitzuteilen und in ihrem Schmerz anerkannt zu werden. Die

Therapeuten grenzen dies ein, indem sie Eltern, die zu viele Geschichten und Beispiele für das Fehlverhalten ihres Ex-Partners anführen, unterbrechen. Sie erklären, dass sie zwar verstehen können, dass jeder seine Geschichte erzählen will, der Gruppenrahmen aber nicht genug Zeit und Raum dafür bietet. Das Stressniveau in der Gruppe würde infolgedessen zu sehr steigen und fruchtbares Arbeiten unmöglich machen. Der Therapeut bittet die Teilnehmer in solchen Fällen, ein einziges kurzes Beispiel zu beschreiben, das verdeutlicht, was er ausdrücken will. Dazu kann der Therapeut sich einer Metapher wie der des Blutbildes bedienen, das sich anhand eines einzigen Blutstropfens bestimmen lässt.

Die Therapeuten begegnen den Klienten mit aktiver Anteilnahme, indem sie sie anrufen, wenn sie sich zu einer Sitzung verspäten oder ihr ganz fernbleiben. Außerdem können sie zu eventuell zuständigen medizinischen und psychosozialen Fachkräften oder Behörden Kontakt aufnehmen. Dadurch kann eine Unterstützung gewährleistet werden, die Sicherheit geben kann und den für die Stressverringerung notwendigen Rahmen bietet.

Diese Art der Unterstützung kann für Eltern sehr motivierend sein, wenn sie als echtes Angebot verstanden und transparent besprochen wird. Die Kontaktaufnahme kann nur mit Einwilligung und nach Vorliegen einer Schweigepflichtsentbindung stattfinden.

Schon beim ersten telefonischen Kontakt oder beim ersten Vorgespräch lassen die Therapeuten therapeutische Präsenz erkennen (Baart 2004; Omer 2007). Sie stellen eine Verbindung zu den Eltern her und richten ihre Aufmerksamkeit gleichzeitig auf das Kind oder die Kinder. Sie behalten die Kinder ständig im Blick: *»Keeping your child in mind«* (Gold 2011). Das bedeutet, dass sie sich gegen schädigende verbale Äußerungen und Verhaltensweisen zur Wehr setzen und ein Verhalten fördern, das eine sichere Umgebung ermöglicht. Sie positionieren sich als professionelle Fachkräfte, die ihre Arbeit auf der Grundlage einer Haltung der Anteilnahme gegenüber den Kindern und Eltern verrichten, mit dem Ziel, die Sicherheit für alle Beteiligten zu verbessern, sodass sich alle weiterentwickeln können. Und sie sind davon überzeugt, dass dies für alle Familien möglich ist. Das Vertrauen darauf drücken sie immer wieder aus. Sie wissen zwar noch nicht, wie es mit einer bestimmten Familie weitergehen wird, aber sie werden sich für sie einsetzen. Die Therapeuten vertreten eine Haltung der »Sicherheit in der Unsicherheit« (Mason 1993). Sie strahlen aus, dass sie wissen, was sie tun, auch wenn sie natürlich nicht genau vorauszusagen vermögen, wie es dieser speziellen Familie im Laufe der Behandlung/Therapie ergehen wird. Sie sind auf eine sichere Weise unsicher, was ihnen Offenheit dem Weg gegenüber ermöglicht, den die Eltern einschlagen werden.

Eltern, die schon lange streiten, haben sich hinter ihren eigenen Positionen und Gewissheiten verschanzt. Beide haben eine eigene Wahrheit für sich »gepachtet«. Und sie versuchen, einander und die Mitglieder ihrer Netzwerke von der Richtigkeit ihrer Sicht zu überzeugen. Sie befinden sich somit im Bereich der »Unsicherheit in der Sicherheit« (Mason 1993). Wenn Familienangehörige oder andere Mitglieder ihres Netzwerks solchen Eltern widersprechen oder mit ihnen Streit anfangen, gießen sie dadurch meist Öl ins Feuer.

Die Therapeuten sind grundsätzlich bemüht, die strittigen Auffassungen zu meiden. Allparteilichkeit mit Schwerpunkt auf den Kindern ist die Grundhaltung. Bei dieser zu bleiben, ist manchmal schwierig. Die Therapeuten müssen einander unterstützen, um alle Stimmen zu hören und sich nicht darauf zu verlegen, Kontrolle ausüben zu wollen. Denn angesichts der Verzweiflung und des Misstrauens, das die Eltern in die Behandlung/Therapie mitbringen, ist jegliche Kontrolle von außen kontraproduktiv.

Wenn Therapeuten sich unsicher sind, wie sie ihre Arbeit fortsetzen sollen, oder wenn sie selbst kurz davor stehen zu verzweifeln, bitten sie die Gruppe um Hilfe. Beispielsweise könnten sie dann sagen:

> »Wir haben das Gefühl, dass wir irgendetwas nicht gut gemacht haben. Die Atmosphäre in der Gruppe ist sehr unsicher geworden und sehr viel Schmerz und Verzweiflung ist zu spüren. Wir wissen nicht so recht, wie wir die Arbeit jetzt am besten fortsetzen, damit der Schmerz nicht noch stärker wird. Können Sie uns helfen? Hat jemand eine Idee?«

Ist diese Frage authentisch, kommt immer Hilfe aus der Gruppe und initiiert einen Prozess, der wieder mehr Sicherheit entstehen lässt. Indem der Therapeut um Hilfe bittet, ist sein Verhalten der Dynamik einer hochstrittigen Trennung genau entgegengesetzt und lädt die Eltern so ein, das Land der Unmöglichkeiten zu verlassen und gemeinsam das Land der Möglichkeiten zu erkunden (Wilson 2007). Die Therapeuten können für die Elterngruppe die Metapher eines verletzten Tieres verwenden, das faucht, sein Fell sträubt und seine Klauen ausfährt. Dieses Bild hilft den Eltern, eine sichere, gelassene und beruhigende Präsenz aufrechtzuerhalten, wodurch das Stressniveau wieder sinken kann.

Weil die Eltern oft sehr heftig und emotional reagieren, kommt es vor, dass die Therapeuten davon selbst emotional getroffen werden. In solchen Fällen ist gegenseitige Unterstützung der Therapeuten sehr wichtig. Deshalb äußern sich in den Pausen häufig Therapeuten emotional über das aktuelle Geschehen in der Gruppe. Dies hilft ihnen, nach der Pause oder in der nächsten Sitzung wieder völlig präsent zu sein.

Übrigens wird in solchen Gruppen auch oft gelacht. Erkennen sich Eltern im Verhalten anderer wieder, werden sie oft entspannter und müssen über sich selbst lachen. Wenn alle es am wenigsten erwarten, kann eine Bemerkung oder Handlung Anlass zu befreiendem gemeinsamem Lachen geben. Auch in der Therapeutengruppe herrscht in den Auszeiten zwischen und nach den Sitzungen eher eine gewisse Leichtigkeit vor, weil das hilft, die Schwere in der Gruppe später wieder ertragen zu können.

Voraussetzung hierfür ist eine *Vertrauensbeziehung* zwischen den Therapeuten. Sie müssen sich aufeinander verlassen können, darauf bauen können, dass ihre Kollegen sie schätzen und ihre Kompetenz anerkennen. Und sie brauchen ein Gefühl der Verbundenheit miteinander und der Sympathie. Die Gruppen fordern den Therapeuten sehr viel ab. Deshalb ist eine gute Beziehung zwischen den Therapeuten unverzichtbar.

Therapeutische Präsenz beinhaltet auch, dass die Therapeuten einander über alle aktuellen Entwicklungen informieren. In der Kindergruppe können Dinge zutage treten, über welche die Therapeuten der Elterngruppe informiert sein sollten, und in der Elterngruppe können sich Dinge zeigen, die zu wissen für die Therapeuten der Kindergruppe wichtig ist.

Es ist wichtig, mit solchen Informationen sehr sorgfältig umzugehen. Insbesondere muss man darauf achten, dass Äußerungen von Kindern den Streit der Eltern nicht befeuern, sodass sich dies gegen die Kinder wendet. Erzählt ein Kind beispielsweise, das letzte Wochenende bei der Mutter sei nicht schön gewesen, weil die Mutter mit dem Stiefvater gestritten habe, so ist es gut, das zu wissen, aber man sollte die Mutter nicht postwendend darauf ansprechen. In der Elterngruppe allerdings kann man solche Informationen thematisieren: Kommt es in der Familie manchmal zum Streit? Können die Kinder problemlos erzählen, wenn ein Wochenende beim andern Elternteil nicht schön war? Wie gehen andere Eltern mit solchen Informationen um?

Das gegenseitige In-Kenntnis-Setzen ist sehr wichtig für den Zusammenhalt, denn in der Dynamik von hochstrittigen Trennungen wirken oft Kräfte, die auch die Teammitglieder gegeneinander ausspielen und auseinanderbringen können, und das sollte um jeden Preis vermieden werden.

Eltern wünschen sich oft zusätzliche Aufmerksamkeit, auch in den Zeiten zwischen den Sitzungen. Sie setzen Therapeuten beim E-Mail-Austausch mit anderen in Kopie, auch wenn die betreffenden Therapeuten sie bitten, das nicht zu tun. Eltern wollen über ihre Sorgen bezüglich ihrer Kinder sprechen, die Schule nimmt Kontakt auf und manchmal ruft eine Oma an. Auch über den Umgang mit dieser zusätzlichen Information macht sich das Team Gedanken: Wie gehen wir damit um, reagieren wir oder reagieren wir nicht, ist eine zusätzliche Sitzung notwendig oder nicht? In Krisensituationen, beispielsweise wenn ein Elternteil so wütend ist, dass er nicht mehr zu den Gruppensitzungen kommen will, oder wenn eines der Kinder sich in einer Krise befindet, wird eine zusätzliche Sitzung mit beiden Eltern und mit zwei Therapeuten eingeschoben, eventuell nach 17.00 Uhr. Dass die Therapeuten in solchen Momenten für die Klienten da sind und ihnen ihre Aufmerksamkeit schenken, stärkt oft enorm das Vertrauen und erhält die Arbeitsbeziehung auch in schwierigen Situationen aufrecht.

Die Therapeuten bilden ständig eine Gemeinschaft und in schwierigen Momenten einen Klan, der sich mit vereinten Kräften bemüht, der Schädigung der Kinder ein Ende zu setzen.

Die Kindergruppe

Das Programm der Kindergruppe ist weniger strukturiert als das der Elterngruppe. Die Kindertherapeuten besprechen vor jeder Sitzung die aktuelle Situation in der Gruppe, wie sie sich dabei fühlen und was sie von der kommenden Sitzung erwarten. Sie unterstützen einander und können einander jederzeit ansprechen. Auch während der Sitzungen besprechen sie sich. So veranschaulichen sie durch eigenes Beispiel, wie »Elternfiguren« kooperieren und einander unterstützen können, auch wenn sie nicht immer einer Meinung sind.

Die Therapeuten für die Kinder pflegen eine freundliche, nichtdirektive und optimistische Haltung. Wie die Therapeuten für die Elterngruppe sind auch sie allparteiisch. Deshalb können sich die Kinder frei über ihre beiden Eltern äußern, ohne sich be- oder verurteilt zu fühlen. Die Therapeuten folgen stets dem Prozess der Kinder, die selbst bestimmen, was sie in der Gruppe erzählen wollen und was nicht.

Wir erleben oft, dass ein Kind mit einer sehr negativen Haltung einem seiner Eltern gegenüber in die Gruppe kommt. Lernen die Eltern dann mit der Zeit, das Erziehungsumfeld sicherer zu gestalten, braucht das Kind nicht mehr unbedingt Partei für einen Elternteil zu ergreifen. Es sieht mehr Nuancen und beginnt, sich positiver über den zuvor abgelehnten Elternteil zu äußern.

Manchmal verweigert ein Kind allerdings weiterhin den Kontakt zu einem Elternteil. Auch dann sollte es sich deswegen nicht negativ beurteilt fühlen.

Eine freundliche Haltung wirkt sich auf die Interaktion mit den Kindern positiv aus und hilft ihnen, sich wohlzufühlen. Um in der Gruppe für ein Gefühl der Sicherheit und eine gute Atmosphäre zu sorgen, muss man allerdings auch Grenzen setzen und sich klar äußern. Jedes Kind muss das Gefühl haben, ernst genommen zu werden.

Weil viele Kinder heutzutage das Vertrauen verloren haben, einmal eine bessere Zukunft zu erleben, ist eine optimistische Haltung unerlässlich. Ohne positive Aussicht ist es schwierig, Veränderungen zu erkennen, Entspannung zu erleben und zur Ruhe zu kommen. Das Vertrauen der Therapeuten und die Bemühungen der Eltern in der Gruppenarbeit können in einem Kind neue Hoffnung wecken. Trotzdem muss auch thematisiert werden, dass es Eltern manchmal nicht gelingt, ihren Streit zu begraben. Und die Therapeuten müssen zweifelsfrei klarstellen, dass die Kinder keine Schuld daran haben.

Kinder können auch einander sehr gut helfen. Die Therapeuten regen sie dazu an, einander Tipps zu geben.

3.4 Sicherheit und Veränderung

In den letzten Jahren sind immer wieder Familien in die Schlagzeilen geraten, bei denen ein jahrelanger Trennungsstreit damit endete, dass ein Elternteil zuerst die Kinder und dann sich selbst tötete. Diese schockierenden Vorkommnisse rufen bei uns Empörung, Trauer, Wut und Besorgnis hervor und werfen die Frage auf, ob man solche Familientragödien hätte verhindern können. Meist wird dann an Möglichkeiten der Risikoeinschätzung gedacht: daran, wie sich die Wahrscheinlichkeit einschätzen lässt, dass ein Mensch in Zukunft (erneut) gewalttätig werden wird. Die Einschätzung des Risikos einer Familientragödie obigen Ausmaßes ist jedoch äußerst schwierig. Verheugt (2007) untersuchte Kindstötungen und kam zu dem Ergebnis, dass diese oft völlig überraschend erfolgen, ohne dass es vorher zu Gewalttätigkeit gekommen wäre oder dass es Anzeichen für Psychopathie gegeben hätte. Allerdings lagen bei vielen Tätern traumatische Erlebnisse in der eigenen Kindheit vor, verbunden mit elterlicher Abwesenheit oder mit Verlusterlebnissen. Eine Trennung kann alte Wunden dieser Art wieder aufreißen.

Wenn man Familientragödien verhindern will, ist es demnach sinnvoller, sich auf das Identifizieren alter Verletzungen der Eltern zu konzentrieren, statt nach Anzeichen für kriminelles oder gewalttätiges Verhalten zu suchen. Bei den Eltern in unseren Gruppen finden wir viele traumatische Erlebnisse und Verlusterlebnisse. Statt uns mit Risikoeinschätzung zu beschäftigen, halten wir es für sinnvoller herauszufinden, welche Möglichkeiten Eltern haben, zu deeskalieren, sich zu verändern und für ihre Kinder, füreinander und für sich selbst mehr Sicherheit zu schaffen. Dabei ist die Stimme der Kinder stets unsere Orientierungsschnur. Sie können sagen und uns zeigen, wenn es bei ihnen zu Hause entspannter zugeht und sie sich gesehen und gehört fühlen.

Eine Risikoeinschätzung kann durchaus auf bestehende Risikofaktoren hinweisen, doch auch bei Familien, in denen es zu einer Tragödie kam, gab es fachliche Betreuung verschiedenster Art, und Risiken wurden abgeschätzt, aber das Unglück ist trotzdem geschehen.

Dijkstra und Verhoeven (2014) haben eine Familientragödie jüngeren Datums untersucht und empfehlen aufgrund dessen Folgendes:

1. In solchen Familien muss daran gearbeitet werden, die Streitintensität zu verringern, wobei auf die starken Emotionen fokussiert werden sollte.
2. Gewalttätigkeit muss konkretisiert und genau beschrieben werden. Es ist wichtig, gewalttätige Auseinandersetzung offen anzusprechen, sie weder zu tabuisieren noch zu dämonisieren.
3. Die Arbeit an der Sicherheit und am Wohlergehen der Kinder muss systematisch verstärkt werden.

Alle drei genannten Punkte werden im Rahmen des Programms *Kinder aus der Klemme* in starkem Maße beherzigt, wie die Beschreibungen der beiden Vorgespräche und der Sitzungen deutlich zeigen.

Wir fokussieren auf die Fähigkeit der Eltern, ihr Verhalten zu verändern, oder – wie Harnett es nennt – auf die *»capacity to change«* (Harnett 2007). In diesem Rahmen können wir an der Entwicklung eines von Sicherheit geprägten Erziehungsklimas für die Kinder arbeiten und anhand dessen überprüfen, ob Eltern in ausreichendem Maße zu Veränderungen fähig und bereit sind, von dem, was wir ihnen anbieten, sinnvoll Gebrauch zu machen.

Schon beim allerersten Kontakt machen wir den Eltern klar, dass sie für ihre Kinder verantwortlich sind. Die Kinder sitzen beim Streit ihrer Eltern in der Klemme und die Eltern nehmen am Programm *Kinder aus der Klemme* teil, um die Situation ihrer Kinder zu verändern. Dazu müssen sie ihr Verhalten als Eltern modifizieren. Und das ist die Leitlinie, der wir als Therapeuten folgen.

Wir entscheiden uns bewusst gegen eine Risikoeinschätzung. Bei hochkonflikthaften Trennungen stehen beide Eltern unter starker Anspannung und jeder Versuch, den Sicherheitsstatus zu messen, kann die Spannung noch vergrößern – bei den Eltern, bei den Kindern und bei den professionellen Betreuern. Hinzu kommt, dass es sich bei solchen Messungen um Momentaufnahmen handelt, die durch den eskalierenden Trennungsstreit verzerrt werden. Das Ausfüllen der Fragebögen für die Risikoanalyse suggeriert Objektivität und Genauigkeit, verhilft der Familie aber nicht zu einem höheren Maß an Sicherheit.

Hurst (2011) weist auch auf die Gefahren zu großen Vertrauens in Risikoeinschätzungen hin. Sie formalisieren den Kontakt zu den Klienten und nichts spricht eindeutig dafür, dass diese Instrumente wirklich Risiken vorauszusagen vermögen (Hurst 2011). Er plädiert für die Rückkehr zur klinischen Einschätzung im Kontakt mit dem Klienten und dafür, ein gewisses Maß an Unsicherheit zu akzeptieren. Hurst meint, wenn wir Zweifel nicht zulassen könnten, lähme uns die Angst in unserer Praxis. Und wenn das passiert, können wir nicht mehr effektiv arbeiten. Er beschreibt, wie man die Sicherheit in einer Familie im Dialog mit ihr systematisch narrativ einschätzen kann.

Professionelle Helfer erkennen Anzeichen für bestehende Risiken aufgrund ihrer jahrelangen klinischen Erfahrung oft intuitiv und solche Einschätzungen sollten in jedem Fall ernst genommen werden. Im Rahmen des Programms *Kinder aus der Klemme* ist es üblich, Anzeichen für bestehende Risiken und Sorgen bezüglich der Sicherheit innerhalb einer Familie im direkten Kontakt mit den Eltern zu besprechen.

Kindern, die älter als 12 Jahre sind, werden in eine solche Besprechung natürlich einbezogen. Verantwortlich für die Sicherheit sind in jedem Fall die Eltern. Wir fragen sie, ob ihnen die Sorgen um die Sicherheit bekannt sind, ob sie sie teilen und was sie dagegen zu unternehmen gedenken. In der folgenden Sitzung sprechen wir mit ihnen darüber, was sie tatsächlich getan haben und ob sich die Sorgen infolgedessen aufgelöst haben.

Wer mit den Eltern und Kindern über ihre Sorgen sprechen und wie dies geschehen soll, wird innerhalb des Therapeutenteams abgesprochen. Wir streben maximale Transparenz an und schieben Sorgensprechstunden und Krisengespräche nicht auf. Beispielsweise gab es einmal in einer Kindergruppe einen Jungen, der in der ersten Sitzung ständig Bemerkungen mit sexuellem Unterton in Verbindung mit entsprechenden Gesten machte. Dies erzeugte eine gewisse Unruhe in der Gruppe und bereitete den Kindertherapeuten Sorgen. Noch in der gleichen Woche fand ein Gespräch mit je einem Kinder- und Elterntherapeuten und den Eltern des Jungen statt, in dem über dieses Verhalten und die Sorgen, die es bereitete, gesprochen wurde. Wir fragten die Eltern, ob ihnen das Verhalten des Jungen bekannt sei und ob sie unsere Sorgen teilten. Sie waren erstaunt und froh, dass wir das Problem so direkt ansprachen, und sofort bereit, gemeinsam mit den Therapeuten herauszufinden, was da vor sich ging. Es stellte sich heraus, dass der Junge, ein Teenager, wegen beengter Wohnverhältnisse mit Mutter und Schwester das Schlafzimmer teilte. Das war ein zu starker Reiz für ihn. Die Mutter war entschlossen, dies zu ändern, und wollte auch mit ihrem Sohn darüber reden. Der Vater versprach, mit dem Sohn über seine sexuelle Entwicklung zu sprechen und ihn auf diese Weise zu unterstützen. Das störende und besorgniserregende Verhalten wurde danach in keiner Sitzung mehr beobachtet.

In diesem Fall konnten die Eltern die Therapeuten beruhigen. Auch der soeben beschriebene Vorgang ist eine klinische Einschätzung, wobei dem Dialog zwischen den Therapeuten große Bedeutung zukommt. Wenn sich Sorgen auf diese Weise nicht auflösen lassen, berät das Therapeutenteam über andere Maßnahmen.

Maßgebend für alle entsprechenden Überlegungen sind in den Niederlanden die fünf Schritte des Grundmodells für die Entwicklung eines Meldecodes für häusliche Gewalt und Kindesmisshandlung, die auf der staatlichen nationalen Website der Rijksoverheid nachzulesen sind:[8]

1. Welche Signale liegen vor?
2. Rat bei Kollegen oder bei Veilig Thuis, der Beratungs- und Meldestelle für häusliche Gewalt und Kindesmisshandlung, einholen;
3. Gespräch mit den Beteiligten;
4. Abwägen der Schwere des Gewaltdelikts oder Beratung bei Veilig Thuis;
5. Entscheiden, ob man selbst weitere Hilfe organisiert, oder Meldung bei Veilig Thuis.

In Deutschland gibt es die Möglichkeit der anonymen Beratung mit den entsprechenden Mitarbeitern des Jugendamtes und bei sich erhärtenden Verdachtsfällen, in denen ein offener Dialog mit der Familie nicht möglich ist, die Option der Meldung der Kindeswohlgefährdung beim Jugendamt, welches dann seinerseits eine Einschätzung treffen muss und weitere Schristte veranlassen kann. In zahlreichen deutschen Kommunen existieren Beratungsstellen und/oder Hilfetelefone für Betroffene von häuslicher Gewalt, die Erwachsenen und Kindern mit Rat und Tat zurseite stehen, und bundesweit gibt es z. B. die Telefonnummer 0800 116 016.

Bei aktuellen Hinweisen auf ein Gewaltdelikt oder aktuellen Gefahrensignalen wird durch multidisziplinäre Kooperation versucht, die tatsächliche Situation möglichst genau zu erforschen und die Sicherheit wiederherzustellen.

Wir müssen uns immer wieder bewusst machen, dass wir die Realität nicht nach unseren Wünschen und Vorstellungen gestalten können. Absolute Sicherheit für Kinder können wir zu unserem Leidwesen nicht garantieren. Aber wir können unsere professionelle Kompetenz, Erfahrung und klinische Intuition nutzen und sie Kollegen, Eltern und Kindern zugutekommen lassen. Und wir können mit den Eltern und ihren Netzwerken gemeinsam darauf hinarbeiten, für die Kinder eine möglichst sichere Situation zu schaffen.

8 https://www.rijksoverheid.nl/onderwerpen/huiselijk-geweld.

3.5 Zugangskontext und Vorgespräche

3.5.1 Zugangskontext

Meist werden Kinder in Hilfeinstitutionen überwiesen, weil es ihnen nicht gut geht. Sie leiden unter den verschiedensten Beschwerden und sollen deshalb untersucht und behandelt werden.

Stellt sich dort während der Vorgespräche heraus, dass die nicht zusammenwohnenden Eltern ständig streiten und das Kind darunter stark leidet, muss man den Eltern (und ihrem Netzwerk) erklären, dass zuerst am Kontext gearbeitet werden muss und erst danach untersucht werden kann, ob beim Kind weiterhin Probleme bestehen. Die Eltern und ihr Netzwerk beharren manchmal ziemlich hartnäckig auf der Forderung, zuerst müsse das Kind untersucht und behandelt werden. Dieser Forderung nachzugeben wäre ein Fehler.

Manchmal werden Klienten auch sofort an *Kinder aus der Klemme* überwiesen, weil die überweisende Institution spezialisierte Hilfe für erforderlich hält, um den destruktiven Streit zwischen den Eltern zu beenden und dem Kind eine sichere Umgebung zurückzugeben, in der es sich entwickeln kann. Auch Anwälte, Richter, Mediatoren, Kinder- und Hausärzte, Verfahrensbeistände, Kinder- und Jugendlichenpsychotherapeuten und -psychiater sowie Sozialarbeiter der Allgemeinen Sozialdienste des Jugendamtes und von Familien- und Erziehungsberatungsstellen schicken Familien zu *Kinder aus der Klemme*. Mittlerweile kommen sogar aufgrund der Berichte ehemaliger Klienten Familien zu uns, die über die Veränderungen, die das Programm bei ihnen zuwege gebracht hat, in den höchsten Tönen reden.

Weil Eltern dieser Zielgruppe dazu neigen, andere (den anderen Elternteil oder die professionellen Helfer) für Fehlentwicklungen verantwortlich zu machen, oder – das passiert noch häufiger – weil sie das Gefühl haben, dass die Dinge, die falsch laufen, ihnen ohne eigenes Zutun zugestoßen seien, übergeben wir ihnen ab dem Zeitpunkt ihrer Anmeldung ganz bewusst die Verantwortung und Kontrolle über alles, was geschieht. Auf der Metaebene übermitteln wir ihnen die Botschaft, dass es ausschließlich an ihnen liegt bzw. dass sie durch ihr eigenes Verhalten beeinflussen können, ob die Veränderungen, die sie sich wünschen, eintreten.

Sobald uns eine Voranmeldung aus einem Zugangskontext vorliegt, gilt für uns der Grundsatz, dass beide Eltern ihr Interesse an dem Programm bekunden müssen, um sich anzumelden. Ist dies geschehen, erhalten sie einen Brief oder eine E-Mail mit mehreren Anhängen (siehe Anhänge 1 und 2). Weil es Eltern in der Vergangenheit oft schwergefallen ist, alle erforderlichen Unterlagen rechtzeitig einzureichen, fordern wir von zukünftigen Programmteilnehmern jetzt einige wichtige Dokumente schon im Voraus an.

Erforderlich sind:

- ein ausgefülltes Anmeldeformular mit persönlichen Angaben für alle Familienmitglieder;
- eine gültige Überweisung des behandelnden Arztes, wenn das Programm an einer Klinik oder in einer Praxis stattfindet;
- der von beiden Eltern ausgefüllte Fragebogen »*Offene Fragen zu den Kindern*« (siehe Anhang 2).

Uns ist völlig klar, dass wir eine ganze Menge verlangen, aber eine gute und klare Basis ist nach unserer Überzeugung eine wichtige Voraussetzung für den Erfolg.

Zum ersten Vorgespräch laden wir ein, wenn alle wichtigen Unterlagen beider Eltern bei uns eingetroffen sind. Somit liegt und verbleibt die Verantwortung für die Teilnahme am Programm bei beiden Eltern. Dies verhindert auch, dass die Sekretäre und/oder Therapeuten schon in einen Streit hineingezogen werden, bevor sich die Eltern auch nur haben sehen lassen.

In der Zeit zwischen der Anmeldung und dem ersten Vorgespräch wird – sofern die Klienten damit einverstanden sind – Kontakt zur überweisenden Instanz und zu eventuell wichtigen anderen Betreuern aufgenommen. Für die Arbeit ist es wichtig, dass das gesamte System der Betreuer und Helfer die Überweisung und die Behandlung/Therapie unterstützt. Dabei ist eine gute Zusammenarbeit mit anderen Fachkräften von zentraler Bedeutung.

3.5.2 Vorgespräche

Erstes Vorgespräch mit den Eltern

Am ersten Vorgespräch nehmen nur die Eltern teil. Erst wenn sie sich für eine Teilnahme am Programm entschieden haben, folgt ein zweites Vorgespräch, an dem auch die Kinder teilnehmen. Wir warten die Entscheidung der Eltern ab, damit sich die Kinder keine falschen Hoffnungen machen.

Das erste Vorgespräch dauert 45 bis 60 Minuten und hat folgende Ziele:

- sich kennenzulernen;
- über das Programm und die Arbeitsweise zu informieren;
- über die Voraussetzungen für die Teilnahme zu informieren;
- den Eltern Gelegenheit zu geben, Fragen zu stellen;
- gemeinsam zu beurteilen, ob die Teilnahme zur Verbesserung der Situation beitragen kann;
- die für die Teilnahme erforderlichen Formalitäten zu erledigen.

Das erste Vorgespräch beginnt mit dem Kennenlernen. Die Klienten werden als Eltern angesprochen, und die Therapeuten der Elterngruppe berichten über ihre Arbeit. Wir erklären den Eltern Sinn und Zweck des Gesprächs und teilen ihnen mit, dass sie sich auch im Laufe der gemeinsamen Arbeit mit ihren Fragen an uns wenden können.

Dann wird das Programm erläutert: wie es entstanden ist, dass die Kinder im Zentrum stehen, weshalb die Arbeit in einer Gruppe zu besseren Resultaten führt und wie die Sitzungen eingeteilt sind. Wir beginnen das Gespräch sehr bewusst selbst mit einer 10- bis 15-minütigen Erläuterung, weil fast alle Eltern bei Gesprächsbeginn unter sehr starkem Stress stehen. Es ist im Allgemeinen lange her, seit sie das letzte Mal zusammen in einem Raum gesessen haben oder zumindest seit sie in einem Raum waren und nicht sofort ein Streit ausbrach. Während sie die Informationen erhalten, können sie zur Ruhe kommen, sich an die Gegenwart des entfremdeten Partners gewöhnen und uns besser kennenlernen.

Anschließend stellen wir klar, dass sich die Therapie und ein Gerichtsverfahren nicht miteinander vereinbaren lassen (Groen 2013). Wir fragen die Eltern, ob noch ein Verfahren anhängig ist und ob sie es beenden oder zumindest »ruhen lassen« können. Ein Verfahren ruhen zu lassen erweist sich in der Regel als schwierig. Viele Eltern sind noch in Rechtsstreitigkeiten verwickelt, die sie nicht beilegen wollen. In ihrer Angst und Verzweiflung klammern sie sich an ihren Anwalt, der zur Not für sie in die Bresche springen kann. Sie haben Angst unterzugehen, wenn sie ihren Anwalt und ihr Verfahren loslassen.

In einem Gerichtsverfahren geht es darum, zu gewinnen oder zu verlieren, und diese Situation erzeugt in jedem Fall Misstrauen: »Wenn ich dies sage, kann es gegen mich verwendet werden.« Oder: »Was er da sagt, muss ich mir merken oder heimlich aufnehmen, denn es lässt sich vor Gericht gut gegen ihn verwenden.« Wir hingegen verlangen von den Gruppenteilnehmern das Gegenteil: sich verletzlich zu zeigen und daran zu arbeiten, wieder mehr Vertrauen zu entwickeln, damit die Situation der Kinder sicherer wird. Wir halten die Teilnehmer dazu an, über ihr Verhalten zu reflektieren, mit neuem, ungewohntem Verhalten zu experimentieren und Dinge abzuwägen, ohne gleich alles schwarz auf weiß festzuhalten und damit zum Anwalt zu gehen. Nach unseren Erfahrungen ist es nicht möglich, zu reflektieren und sich verletzlich zu zeigen und gleichzeitig einen Rechtsstreit gegen jemanden zu führen.

Sind beide Eltern oder ist ein Elternteil nicht bereit, laufende Gerichtsverfahren aufzugeben oder zumindest ruhen zu lassen, können sie nicht an unserem Programm teilnehmen. Ein einziges Mal haben wir mit einer Familie zu arbeiten begonnen, die zwei Wochen nach dem Anfang der Gruppenarbeit einen Prozesstermin hatte; allerdings haben wir dies unter der Bedingung getan, das sie nicht in Berufung gehen, sondern das Urteil akzeptieren. Befinden sich die Eltern nicht in einem Rechtsstreit oder sind bereit, diesen zu beenden oder ruhen zu lassen, kann das Vorgespräch fortgesetzt werden.

Nun wird in Anwesenheit beider Eltern nach Suchtmittelmissbrauch gefragt. Besteht ein Verdacht auf eine Suchtmittelabhängigkeit, muss dem unbedingt nachgegangen werden. Psychotherapie hat bei Suchterkrankungen keine Chance. Sie sind immer stärker. Bei Vorliegen einer Suchterkrankung ist eine Überweisung zu einer Suchthilfeeinrichtung sinnvoll.

Wir weisen die Teilnehmer darauf hin, dass den Sitzungen der Eltern- und der Kindergruppe Praktikanten beiwohnen können, die Protokolle schreiben, bzw. dass Videos aufgenommen werden. Dies steht nicht zur Disposition. Die Protokolle sind notwendig, und die Videoaufnahmen dienen Therapiezwecken. Falls Teile davon außerhalb der Therapie verwendet werden sollen, muss natürlich eine schriftliche Zustimmung der Betroffenen eingeholt werden.

Abschließend fragen wir, ob sich die Eltern schon für die Teilnahme an unserem Programm entscheiden können oder ob sie dies noch überdenken wollen. Manchmal brauchen Eltern beispielsweise noch Zeit, um mit ihren Anwälten zu besprechen, ob ein Verfahren abgebrochen werden kann. Sie müssen sich aber innerhalb einer Woche verbindlich für die Teilnahme entscheiden, weil sonst eine andere Familie eingeladen wird.

Viele Eltern entscheiden sich schon während des ersten Vorgesprächs für die Teilnahme oder haben sich schon vor dem Gespräch dafür entschieden und sagen sofort zu. In diesem Fall kann ein Termin für das zweite Vorgespräch vereinbart werden, an dem auch ihre Kinder teilnehmen.

Vorgespräch mit Eltern und Kindern

Am zweiten Vorgespräch nehmen Eltern und Kinder gemeinsam teil.

Ziele des Gesprächs mit den Eltern sind:

- das Behandlungsziel zu besprechen, dass sie sich als Eltern verändern werden, um den Kindern wieder eine sichere Situation für ihre Entwicklung und Erziehung zu bieten;
- eine Bestandsaufnahme der größten Hindernisse beim Bemühen um die Schaffung eines sicheren Kontexts für die Kinder;
- eine Bestandsaufnahme des Verhaltens des anderen Elternteils, das zunehmend Stress verursacht;
- eine Bestandsaufnahme der jeweiligen Ereignisse im Lebenslauf, die mit Stressreaktionen verknüpft sind.

Ziele des Gesprächs mit den Kindern sind:

- den Kindern zu erklären, was sie in der Gruppe tun werden, was ihre Eltern in der Elterngruppe tun und was von ihnen erwartet wird;
- den Kindern zu einer Stimme zu verhelfen, indem man sie nach ihren Sorgen und Wünschen fragt und danach, was zwischen ihren Eltern ihrer Meinung nach gut funktioniert.

Gemeinsamer Anfang

Am zweiten Vorgespräch nehmen Eltern und Kinder sowie die beiden Eltern- und einer der Kindertherapeuten teil. Die Therapeuten treten kurz zu den Kindern in Kontakt, drücken ihre Freude darüber aus, dass alle gekommen sind, und erklären ihnen, dass ihre Eltern mit dem Therapeuten 1 und dem Therapeuten 2 arbeiten werden, damit sie lernen, besser zusammenzuarbeiten; und dass die Kinder nun mit dem Therapeuten 3 in einen anderen Raum gehen werden, wo der Kindertherapeut den Kindern erklären wird, was weiter geschieht, und sie dem Kindertherapeuten sagen können, was ihnen wichtig ist, und ihm Fragen stellen können.

Gespräch mit den Eltern

Im zweiten Vorgespräch erhalten die Eltern die Gelegenheit, Fragen zu stellen. Manchmal gibt es noch ungeklärte Probleme. Auch wird noch einmal überprüft, ob alle erforderlichen Formalitäten erledigt sind, damit alles seine Richtigkeit hat.

Besonders wichtig ist unsere Erläuterung dessen, was ein sicheres Erziehungsklima für die Kinder beinhaltet: Mit den Eltern wird in erster Linie an der Entwicklung eines Verhaltens gearbeitet, das gewährleistet, dass die Kinder in einem sicheren Klima aufwachsen – dies ist das Hauptziel des Programms. Anhaltender Streit wirkt sich auf die Kinder schädlich aus, und wir wollen den Eltern helfen, daran etwas zu ändern. Wir erklären, dass die Arbeit in der Gruppe auf einer Vertrauensbeziehung zwischen den Teilnehmern basiert. Dazu ist es notwendig, dass die Eltern und die Kinder an allen Sitzungen teilnehmen und stets pünktlich erscheinen. Die Anwesenheit der immer gleichen Menschen in der Gruppe weckt Vertrauen, im Gegensatz zu beliebigem Erscheinen, Wegbleiben oder Zuspätkommen.

Wir bitten die Eltern auch, das in der Elterngruppe Besprochene nicht sogleich an die Kinder weiterzugeben, so wie die Kinder nicht alles, was in der Kindergruppe geschieht, ihren Eltern weitererzählen sollen. Wir hoffen, gemeinsam zu erleben, dass sich die Eltern auf neuartige Weise für ihre Kinder einsetzen (siehe hierzu auch Abschnitt 3.4 Sicherheit und Veränderung).

Wir erklären, dass jeder der Teilnehmer der Elterngruppe eine eigene Erzählung über das in der Beziehung Vorgefallene entwickelt hat; dass wahrscheinlich alle mit reichlich Beweismaterial, Gutachten und Berichten von Jugendämtern und Kinderschutz, Urteilen aus Schlichtungsverfahren und von Familiengerichten, praktischen Beispielen und unzähligen Erinnerungen aufwarten können, um zu beweisen, dass sie und nicht die Gegenseite im Recht sind; dass auch wir nach einem Gespräch beispielsweise nur mit dem Vater fest davon überzeugt wären, dass die Mutter nichts taugt – und umgekehrt. Doch mittlerweile sei uns klar, dass beide Eltern ihre persönliche Wahrheit und ihre Wirklichkeit hätten, die einander auf den ersten Blick auszuschließen schienen, sich aber tatsächlich fast immer ergänzten.

Wir erzählen auch, in den Gruppen hätten uns schon oft Eltern gebeten, anderen Eltern in ihren langen Ausführungen über ihre Erlebnisse Einhalt zu gebieten, weil es so schmerzhaft sei, sich so etwas anzuhören und zu vergegenwärtigen, und weil es zu nichts führe;

allerdings habe es sich meist um den zugehörigen anderen Elternteil gehandelt, der natürlich nur zu gern seine eigene Version der Geschichte vorstellen, seinen alten Schmerz und seine Erinnerungen als Beweis dafür anführen wolle, dass er das Recht auf seiner Seite habe.

Wir erleben in der Gruppe, dass Eltern einander mit bestimmten Verhaltensweisen reizen, mit dem, was sie sagen, mit einer Geste oder einem Gesichtsausdruck, wobei sie jeweils augenblicklich denken: »Siehst du, da macht er/sie es schon wieder, ... es ist immer das Gleiche ...« und unter Anspannung geraten. So entsteht starke Wut oder Angst und keiner hört dem anderen mehr zu. Bei den Vorgesprächen erkennen Eltern diesen Vorgang regelmäßig wieder.

Nicht selten hängt ein Teil der bestehenden Probleme mit traumatischen Erlebnissen und Traumareaktionen zusammen. Weil traumatische Erfahrungen auf die Kindheit zurückgehen können, aber auch auf Erlebnisse in einer Beziehung, begibt sich jeweils ein Therapeut mit je einem Elternteil für kurze Zeit (etwa 15 Minuten) in einen anderen Raum. Dort können die Ex-Partner über eventuelle schockierende Ereignisse sprechen, die sie in der Zeit vor ihrer gemeinsamen Beziehung oder während dieser erlebt haben.

Es geht dabei um eine Art Bestandsaufnahme, nicht um eine Behandlung. Die Therapeuten gehen nicht tief auf die traumatischen Erlebnisse ein. Thematisiert wird vielmehr, welches Verhalten des Ex-Partners Spannungen und negative Gedanken über ihn, aber oft auch über den Betreffenden selbst, hervorruft. Die Therapeuten zeigen Verständnis für die Traumareaktionen und dafür, dass es schwierig sein kann, mit dem Ex-Partner in einem Raum zu sein, wenn es beispielsweise in der Beziehung zu Gewalttätigkeit gekommen ist. Mit dem Klienten wird besprochen, welche Möglichkeiten der Hilfe bei einer Problematik dieser Art verfügbar ist.

Der Klient wird darauf hingewiesen, dass es Bestandteil des Programms ist, die Gruppe über Traumata und ihre Wirkung zu informieren, weil dies viele Eltern in der Gruppe betrifft. Dann wird mit dem Klienten vereinbart, was der Therapeut aus dem soeben geführten Gespräch dem anderen Elternteil mitteilen kann.

Nachdem alle in den Gemeinschaftsraum zurückgekehrt sind, berichten die beiden Therapeuten über ihr jeweiliges Gespräch. Dabei tasten sie sich behutsam an die Berührungspunkte der beiden Erzählungen heran, an die Stellen, wo sie einander verstärken und für beide Beteiligten zu einem schmerzhaften Prozess werden, durch den destruktive Muster entstehen. Noch während sie darüber berichten, entwickeln sie im Beisein der Eltern ihre Hypothesen dazu.

Nachdem die Therapeuten über ihre Reflexionen berichtet haben, ist das Eltern-Gespräch zu Ende und die Kinder werden in den Raum geholt. Meist sind die Eltern nach diesen Reflexionen auffallend ruhig, sie fühlen sich gesehen und gehört und treten den Heimweg mit einer neuen Sicht der Dinge an.

Bei vielen Elternpaaren haben wir einen heftigen Streit darüber miterlebt, ob es in der Beziehung zu Gewalttätigkeit gekommen ist oder nicht. Oft bezichtigen Eltern sich gegenseitig physischer, sexueller und/oder emotionaler Gewaltausübung. Weil die Therapeuten nicht wissen können, ob es sich nur um eine weitere verbale Zuspitzung eines mit allen Mitteln geführten Streits handelt, stellen sie klar, dass ihre Arbeit nicht auf Wahrheitsfindung zielt, sondern darauf, die Situation der Kinder sicherer zu machen und die Kinder in den Mittelpunkt zu stellen.

Die Verarbeitung von Traumata und anderen schmerzhaften Erlebnissen mit dem Ex-Partner kann im Netzwerk der Klienten mit Familienangehörigen, Freunden oder mit ihrem individuellen Therapeuten geschehen. Da die Paarbeziehung nicht mehr besteht, kann eine Verarbeitung nicht mehr im Rahmen der Beziehung stattfinden. Wir konzentrieren uns mit unseren Bemühungen auf »eine hinreichend gute Elternschaft«. Uns ist klar, dass es nicht einfach ist, mit einem Ex-Partner zusammenzuarbeiten, wenn es in der gemeinsamen Beziehung zu Gewalttätigkeiten gekommen ist. Doch eine solche Zusammenarbeit ist unumgänglich, wenn beide ihre Aufgaben als Eltern erfüllen wollen.

Jedem Verdacht auf Gewalttätigkeit gegen Kinder gehen wir sehr aufmerksam nach. Bezichtigt ein Elternteil den anderen sexueller oder körperlicher Gewalt gegen das Kind, ignorieren wir dies natürlich nicht. Ist es allerdings schon dem Jugendamt, einer Kinderschutzorganisation oder einer ähnlichen zuständigen Institution gemeldet und von ihr als unbegründet eingestuft worden, schenken wir einem solchen Vorwurf zwar weiterhin Aufmerksamkeit, geben aber dem Gruppenprogramm Priorität.

Wenn neue Entwicklungen in dieser Hinsicht bekannt werden und in Verbindung damit bei einem Elternteil oder beiden Eltern Unsicherheit aufkommt, muss zunächst die Sachlage geklärt werden, bevor die Eltern zur Teilnahme an der Gruppe zugelassen werden. Kommen neue Fakten erst in einer Sitzung zur Sprache, gibt es die Möglichkeit, in der Zeit bis zur nächsten Sitzung ein zusätzliches Gespräch zu führen. Die beiden Therapeuten aus der Elterngruppe und die beiden aus der Kindergruppe beraten darüber, was umgehend unternommen werden sollte, um für die Sicherheit des Kindes zu sorgen. Dazu müssen die Therapeuten die Signale der Kinder erkennen können. In vielen hochkonflikthaften Trennungen beschuldigen Ex-Partner einander der Kindesmisshandlung und Vernachlässigung; doch angesichts der Auseinandersetzung mit dieser komplexen Thematik darf die Arbeit an der Sicherheit für das Kind nicht in den Hintergrund gedrängt werden. Die Therapeuten müssen alle weiteren Schritte immer absprechen und in Kenntnis der gesamten Vorgeschichte der Behandlung abwägen (siehe auch Abschnitt 3.4 Sicherheit und Veränderung).

Die im ersten Vorgespräch gesammelten Daten zur persönlichen Geschichte und die Bedingungen für die Teilnahme am Behandlungsprogramm werden mit den Eltern nochmals durchgesprochen, und sie werden erneut darauf hingewiesen, dass sie zur Anwesenheit in allen Sitzungen verpflichtet sind.

Zum Abschluss wird erklärt, dass das Programm mit einem Informationsabend für die Eltern und ihr Netzwerk beginnt. Die Teilnahme an dieser Veranstaltung ist Pflicht. Dann wird der Ablauf des Abends erläutert. Falls gewünscht, können die Therapeuten mit den Eltern zusammen überlegen, wen sie zu dem Informationsabend mitbringen wollen. Insbesondere neue Partner und Großeltern sind willkommen, aber auch Freunde und andere, die den getrennten Eltern nahestehen, können kommen. Die Teilnehmer der Veranstaltung sollen dem Netzwerk angehören, für die Kinder wichtig sein und sie können sich in den Streit eingemischt haben oder bisher neutral geblieben sein. Jeder Elternteil muss mit mindestens einem, besser mehreren Personen aus dem Netzwerk erscheinen.

Die Eltern erhalten noch mal einen Zettel mit allen Terminen und werden gebeten, zur ersten Sitzung ein Foto ihres Kindes oder ihrer Kinder mitzubringen.

3.5.3 Gespräch mit den Kindern

Das Vorgespräch mit den Kindern wird von einem der Kindertherapeuten durchgeführt, die die Kindergruppe leiten. Geschwister kommen vorzugsweise zusammen zum Vorgespräch.

Der Kindertherapeut erklärt, wozu das Programm dient und was die Kinder in der Gruppe tun werden. Die Spannungen zwischen den

Eltern sollen abgebaut werden, sodass die Kinder nicht mehr so stark darunter zu leiden haben und es ihnen wieder besser geht. In der Gruppe werden sich die Kinder mit dem beschäftigen, was die Einzelnen gerne tun, beispielsweise mit Fotografieren und Filmaufnahmen, Zeichnen, Graffiti, Musik, Tanz und anderen Aktivitäten.

Dann können die Kinder Fragen stellen und sagen, was sie von all dem halten.

Anschließend befragt der Kindertherapeut die Kinder zu ihrer Situation zu Hause, in der Schule und zu anderen Zusammenhängen. Wenn möglich lässt er die Kinder eine Zeichnung mit einem Haus von Papa, einem Haus von Mama anfertigen und eventuell auch noch eine von der Schule oder dem Sportklub, einschließlich der Wege zwischen diesen Orten.

Dann werden die Kinder zu den verschiedenen Situationen/Orten befragt.

Was gefällt ihnen bei ihrer Mutter, was bei ihrem Vater? Auch wenn ein Kind zu seinem Vater oder seiner Mutter keinen Kontakt mehr hat, wird es gefragt, was es bei diesem Elternteil gut fand, als zwischen ihnen noch Kontakt bestand. Und was ihm manchmal Sorgen bereitet oder was ihm bei seinem Vater beziehungsweise seiner Mutter weniger gut gefällt. Anschließend wird die Aufmerksamkeit auf den *Zwischenraum* gerichtet: Wie ergeht es den Kindern, wenn sie von Mama zu Papa gehen und umgekehrt, wie verläuft der Übergang?

Im Folgenden ein Beispiel, wie ein Gespräch ablaufen könnte:

TOM (8): Wenn ich bei Mama bin, ist alles gut. Bei Mama ist auch unser Hund Bruis, und ich spiele immer mit ihm. Mama lacht viel, wenn ich da bin.

Der Therapeut stellt weitere Fragen zu dem Hund, fragt, was außerdem bei Mama noch schön und was weniger schön ist, und leitet dann den Wechsel zu Papa in die Wege.

THERAPEUT: Wann gehst du denn zu Papa, und wie genau geht das vor sich?

TOM: Samstags holt mich Papa bei Mama ab. Dann bin ich oft traurig, weil ich fortmuss. Mama bleibt dann allein. Und manchmal sitzt auch Leanne, die Freundin von meinem Vater, im Auto. Dann ist Mama böse, denn sie will sie nicht sehen. Ich finde Leanne doof. Ich will zwar mit Papa zusammen sein, aber nicht, wenn Leanne dabei ist.

Der Therapeut fragt weiter nach diesem Augenblick des Übergangs von der Mutter zum Vater und was Tom dabei erlebt. Dann fragt er nach der Situation bei Papa, was dort schön und was weniger schön ist.

Tom: Ich habe dort ein ganz großes Legoland, an dem Papa und ich bauen. Papa kann das sehr gut, und er hat jetzt einen Hafen gebaut. Pjotr, der Sohn von Leanne, ist dann auch dabei; das finde ich schön, weil wir zusammen spielen können. Aber manchmal ist Papa auch böse und gar nicht nett, dann gehe ich auf mein Zimmer und rufe Mama an. Das macht Papa jedes Mal noch wütender, denn er will nicht, dass ich Mama anrufe. Dann kriegen sie wieder Streit.

In diesem Sinne setzt sich die Befragung über die Situation bei den Eltern und zwischen ihnen fort. Feiertage, Geburtstage und Ferien können zur Sprache kommen – Themen, die oft spannungsgeladen sind. Auch Großeltern spielen oft eine wichtige Rolle. Sie können ebenfalls Gegenstand des Gesprächs sein.

Auch die Schule kann einbezogen werden. Für viele Kinder ist die Schule ein sicherer Ort, an dem sie sich wohlfühlen, wohingegen andere Kinder genau das Gegenteil erleben.

Vor allem auf den Zwischenraum, den Wechsel von einem Elternteil zum anderen, ist der Fokus der Aufmerksamkeit gerichtet. Untersuchungen haben gezeigt, dass es Kindern relativ gut geht, solange sie sich bei ihrer Mutter beziehungsweise ihrem Vater oder bei einer anderen sorgeberechtigten Person aufhalten. Spannungen treten in der Übergangssituation auf, weil in ihr der Streit zwischen den Eltern spürbar wird (Schoemaker et al. 2016). Dies gilt für alle Kinder.

Es gibt Kinder, die von sich behaupten, überhaupt nicht unter der Trennung ihrer Eltern zu leiden. Der Therapeut stellt dann weitere Fragen, auch bezüglich der Resilienz:

»Viele Kinder erzählen uns, wie sehr sie darunter leiden, dass ihre Eltern sich nie einig sind. Jetzt sagst du, es würde dir kaum etwas oder gar nichts ausmachen. Wie hast du es geschafft, dass es dir so wenig ausmacht? Das interessiert mich wirklich sehr, und es könnte eventuell ja auch anderen Kindern helfen.«

Manche Kinder wollen sich gar nicht mitteilen. Speziell in einer Situation, in der die Eltern schon seit Langem streiten, sei es offen oder sei es verdeckt, haben Kinder oft die Erfahrung gemacht, dass alles, was sie sagen, im elterlichen Streit als Munition benutzt werden kann. Sie reden dann nicht mehr über ihre Situation zu Hause oder über das, was sie beschäftigt.

Mit solchen Kindern kann der Therapeut im Vorgespräch alternativ Filmclips oder Bilder anschauen (siehe hierzu beispielsweise die Website der Villa Pinedo) oder sich mit ihnen über etwas unterhalten, das sie interessiert, z. B. über Autos, Musik, Reiten, Computerspiele und Ähnliches.

Wir setzen die Kinder niemals unter Druck, etwas von sich preiszugeben. Sie stehen ohnehin schon unter zu großem Druck.

Und wir stellen klar, dass wir die Kinder nicht dazu drängen wollen, den Kontakt zu einem Elternteil, den sie nicht sehen wollen, wieder aufzunehmen. Allerdings werden sie, wenn sie am Gruppenprogramm teilnehmen, diesen Elternteil in der Pause sehen.

Weil streitende Eltern für Kinder eine sehr unsichere Umgebung schaffen, sind die Therapeuten sehr vorsichtig mit der Weitergabe von Informationen von den Kindern an die Eltern. Das Wichtigste ist, dass die Kinder das Gefühl haben, von den Therapeuten gehört und gesehen zu werden, dass sie sich ernst genommen und bei den Therapeuten sicher fühlen.

Zum Schluss wird erklärt, dass die Kinder in der Gruppe auch voneinander lernen können, wie sie am besten mit ihren streitenden Eltern umgehen. Sie können einander helfen und einander Tipps geben.

3.6 Zusammensetzung der Gruppen (vgl. 3.8)

Sobald sich sechs geeignete Elternpaare angemeldet haben, wird die Gruppe zusammengestellt. Die Kraft der Gruppe beruht auf ihrer Diversität.

Unter den in hochstrittige Trennungen verwickelten Eltern befinden sich relativ viele mit hohem Bildungsniveau. In den ersten sechs Gruppen waren viele Eltern mit Hochschulstudium. Aber auch Eltern mit Berufsfachschulabschluss und Geringqualifizierte waren unter den Teilnehmern. Außer der Diversität des Ausbildungshintergrundes gibt es auch eine Diversität des kulturellen Hintergrunds. In den ersten sechs Gruppen versammelten sich viele Eltern mit niederländischem kulturellem Hintergrund. Aber auch Eltern, die nicht gut Niederländisch sprachen, mit südamerikanischen, afrikanischen, polnischen und italienischen Wurzeln, waren darunter sowie Niederländer türkischer oder marokkanischer Herkunft.

Meist handelt es sich bei den Eltern um einen Vater und eine Mutter, es gibt aber auch gleichgeschlechtliche Paare mit zwei streitenden Müttern.

Das Alter variiert zwischen 35 und 55 Jahren, was damit zusammenhängt, dass alle Kinder unter 18 Jahren teilnehmen können. Die Altersunterschiede haben sich nicht als problematisch erwiesen.

Wie sich gezeigt hat, ist Diversität eine große Bereicherung für solche Gruppen. Wenn sich Akademiker als ausgefuchste Sprachvirtuosen produzieren, die lange um den heißen Brei herumreden, sagt manchmal ein nicht Studierter sehr direkt: »Ich glaube, du bist gerade etwas zu sehr mit dir selbst beschäftigt.« Eltern, die Schwierigkeiten haben, die Landessprache zu verstehen, erhalten Unterstützung von muttersprachlichen Eltern, die aufgrund dessen gezwungen sind, sich klar und einfach auszudrücken. So helfen sie sowohl sich selbst als auch den anderen Gruppenteilnehmern.

Aufgrund der Diversität der Gruppenteilnehmer werden vielfältige Möglichkeiten der Ausgestaltung von Vaterschaft und Mutterschaft sowie von Familienbeziehungen veranschaulicht, ebenso wie ein ganzes Spektrum unterschiedlicher Scheidungskontexte. Dies regt zur Formulierung wichtiger Fragen an und durchbricht unsere Tunnelsicht und unsere inneren Monologe. Der verbindende Faktor ist dabei die Verstrickung in einen konfliktreichen und komplexen Trennungsprozess, in dessen Mittelpunkt der Streit um die bestmögliche Versorgung der Kinder steht.

Es besteht immer eine, wenn auch nur geringe, Wahrscheinlichkeit, dass Elternpaare einander schon aus anderen Zusammenhängen kennen. Je kleiner ein Gemeinwesen ist, umso größer ist diese Gefahr. Aber das ist ein Problem in jeder Gruppe, nicht nur in denjenigen, die wir im Rahmen unseres Programms betreuen. Um dies auszuschließen, kann man die Eltern vor Beginn der Arbeit nacheinander anrufen und ihnen die Vornamen der übrigen angemeldeten Eltern vorlesen. Erkennt jemand einen der Namen wieder, kann man, unter strikter Wahrung der Privatsphäre des Genannten, behutsam erfragen, ob es sich wirklich um einen Bekannten handelt.

Glücklicherweise haben wir bisher noch nicht erlebt, dass prospektive Teilnehmer unserer Gruppen einander schon kannten.

3.7 Informationsabend für das Netzwerk

Vor Beginn der Gruppensitzungen findet an einem Abend um 19.00 Uhr ein Informationstreffen für die Eltern und ihr Netzwerk statt. Die Kinder nehmen daran nicht teil. Die Teilnahme an dieser Veranstaltung ist Pflicht und Bestandteil des Programms.

Das Netzwerktreffen wurde institutionalisiert, weil das soziale Netzwerk der Eltern erwiesenermaßen großen Einfluss auf den Verlauf einer Trennung und die damit verbundenen komplexen Prozesse hat, wie sie in der theoretischen Einleitung beschrieben wurden. Nicht nur die beiden Menschen, die sich trennen wollen, trennen sich, sondern die Trennung betrifft immer zwei Netzwerke, zu denen die gesamte Familie, die Großeltern, neue Partner, Familie und Kinder der neuen Partner, Freunde, Nachbarn, Bezugspersonen in der Schule und im Beruf, sozialpsychologische Helfer, Anwälte und Mediatoren zählen.

Wird das soziale Netzwerk nicht in den Aufbau der Therapie und die Festlegung ihrer Ziele einbezogen, neigen einzelne Angehörige der Netzwerke manchmal aus Sorge um den Elternteil, zu dem sie Kontakt haben, dazu, positive Schritte der Eltern in der Gruppe kritisch zu kommentieren oder Ratschläge zu geben, die dem mühsam Erreichten zuwiderlaufen. Sie tun dies, weil sie dem Neuen nicht trauen und Angst haben, der Partner, der Sohn, die Tochter, der Enkel, der Klient usw. könnte erneut verletzt werden.

Auch das Netzwerk muss lernen, dass sich die Ausgangsposition verändert hat, insofern eine minimale Vertrauensbasis entstanden ist, und es muss zur Kenntnis nehmen, dass nun kleine Schritte der Annäherung erforderlich sind, die das Vertrauen zwischen den Eltern weiter aufbauen. Bei langen Streitigkeiten gibt es immer viele Menschen im Umfeld, die Stellung bezogen haben. Das Misstrauen ist gewachsen und bestimmt das Verhalten.

Erst wenn wieder Raum für neue Perspektiven und neue Verhaltensweisen entstanden ist, können die Kinder aus der Klemme, in der sie gefangen sind, befreit werden.

Um die Zusammenarbeit mit den beiden Netzwerken der Eltern zu ermöglichen, laden wir die Eltern – ohne ihre Kinder – gemeinsam mit wichtigen Bezugspersonen zu einem Informationsabend ein. Dabei konzentrieren wir uns auf das private Netz aus Familienangehörigen und Freunden, obwohl Eltern manchmal auch mit ihrem Anwalt oder mit sozialpsychologischen Helfern erscheinen. Bei der

Veranstaltung handelt es sich nicht um eine Therapie, sondern um einen Informationsabend, so wie er beispielsweise auch in Schulen stattfindet.

Ein paar Tage vor dem Informationsabend werden alle Eltern angerufen und gefragt, mit wie vielen Personen sie teilnehmen wollen. Dies ist notwendig, wenn man will, dass alle für die Gruppe ausgewählten Eltern einen Teil ihres Netzwerks mitbringen. Der Abend ist ein wichtiger und sehr wirksamer Bestandteil des Programms.

Während des Informationsabends selbst wird das Programm so klar wie möglich erläutert. Der theoretische Hintergrund wird dargelegt und die Arbeitsweise durch anonymisierte Beispiele und Bildmaterial veranschaulicht. Sowohl die Therapeuten der Elterngruppe wie auch die der Kindergruppe sind anwesend. Der Informationsabend findet in frontaler Sitzordnung statt, und es gibt *keine* Vorstellungsrunde, sondern nur die Therapeuten stellen sich vor.

Tagesordnungspunkte sind:

- Die Erläuterung der Basisdaten: Anzahl der Scheidungen/Trennungen pro Jahr; Anzahl der problematischen Scheidungen/Trennungen pro Jahr; Anzahl der Kinder, die sehr problematische Trennungen (hochkonflikthafte oder hochstrittige Trennungen bzw. Scheidungen) miterleben;
- Probleme infolge eines geteilten/gemeinsamen Sorgerechts nach der Scheidung oder Schwierigkeiten mit Regelungen z. B. des Umgangsrechtes;
- Folgen einer hochkonflikthaften Trennung für die Kinder und warum so viele Kinder mit vielfältigen Symptomen angemeldet werden;
- Kinder und ihre Entwicklung stehen im Mittelpunkt der Arbeit;
- Sinn und Zweck der Arbeit in Gruppen;
- warum Rechtsstreitigkeiten nicht mit einer Teilnahme an der Therapiegruppe vereinbar sind;
- Programmschwerpunkte für die Elterngruppe;
- Programmschwerpunkte für die Kindergruppe;
- angestrebte Ziele;
- warum das gesamte Netzwerk von einem positiven Ergebnis profitiert;
- Hausaufgaben für die Eltern in jeder Sitzung, die im Netzwerk besprochen werden sollen.

Die Teilnehmer der Veranstaltung dürfen Fragen stellen. Auf inhaltliche Beispiele gehen die Therapeuten nicht ein. Fragt etwa einer der Anwesenden »Was ist, wenn ein Elternteil nicht mitarbeiten will?«, könnte die Antwort lauten: »Wahrscheinlich können Sie sich nicht vorstellen, dass sich eine Situation dieser Art verbessern kann. Heute Abend sind sicher einige anwesend, die die Hoffnung aufgegeben haben, aber wir glauben, dass es möglich ist, solche Situationen zu verbessern. Und das müssen wir auch glauben, denn wir können die Kinder nicht einfach aufgeben.« Die Therapeuten betonen immer wieder, dass das Programm in erster Linie für die Kinder da ist und dass sie, die Therapeuten, an die Möglichkeit von Veränderungen zum Positiven fest glauben. Diese Energie lässt neue Hoffnung keimen und die wird dringend benötigt – von den Kindern, von den Eltern und von ihren Netzwerken.

Zum Abschluss stellen die Therapeuten allen Anwesenden eine sehr wichtige Frage: »Würden Sie uns bitte helfen? Ohne Ihre Hilfe können wir es nicht schaffen!«

Wir fragen die beiden Netzwerke, ob sie bereit sind, während der Therapie oder nach ihrem Abschluss noch einmal zu einer Versammlung zu kommen. Wir erklären, dass die Kinder die Hilfe auch der Netzwerke dringend benötigen, insbesondere in Augenblicken, in denen sich der Streit zwischen den Eltern zu verfestigen droht.

Wir hoffen, auf diese Weise Familienmitglieder, neue Partner und Freunde zu motivieren, mit uns zusammenzuarbeiten und ihre Lieben dazu zu bringen, sich weiterzubewegen, statt resigniert in einer Sackgasse zu verharren.

Wir haben festgestellt, dass die Einberufung von Netzwerkstreffen in wechselnden Zusammensetzungen Eltern sehr wirksam helfen kann, sich aus ihrer Sackgasse zu befreien. Manchmal kommen zu diesem Zweck beide Netzwerke ohne die Eltern zusammen, ein anderes Mal wird ein Elternteil mit seinem Netzwerk eingeladen usw. Indem wir die Mitglieder des Netzwerks jedes Mal fragen, was die Kinder nach ihrer Meinung dringend brauchen, motivieren wir sie stark dazu, bei den Eltern Spielraum für Bewegung zu schaffen.

Am Ende werden die Eltern daran erinnert, zur nächsten Sitzung ein Foto von ihrem Kind, ihren Kindern mitzubringen.

3.8 Die allgemeine Organisation der Gruppensitzungen

Die Therapeuten der Eltern- und der Kindergruppe treffen eine halbe Stunde vor den Gruppensitzungen im Arbeitsraum ein und richten den Raum für die Arbeit her. Im Elternraum werden vierzehn Stühle in einem Kreis aufgestellt, dessen Mitte leer bleibt. Ein Flipchart oder Whiteboard steht bereit, ebenso stehen Stifte und Papier für schriftliche Aufgaben zur Verfügung. In einigem Abstand vom Kreis befinden sich ggf. eine Schreibtafel und ein Stuhl für Praktikanten, welche die Sitzungen protokollieren, bzw. die aufgestellte Videokamera.

Im Raum der Kindergruppe liegen Matten und/oder Kissen auf dem Boden, und eventuell gibt es darin auch ein paar Stühle. Außerdem stehen Arbeitsmaterialien wie Papier, Stifte, Farbe, Malkreide, Video-/Fotokamera, Kleider zum Verkleiden, Spielmaterial und Ähnliches bereit. Es gibt auch eine Kuschelecke, in der die Kinder sich entspannen oder sich etwa einen Film ansehen können. Das ist notwendig, weil zwei Stunden für die jüngeren Kinder eine sehr lange Zeit sind, zumal die Sitzungen nach der Schule stattfinden. Auch im Raum der Kindergruppe kann es einen Platz für Praktikanten geben, die Notizen machen und die Videokamera bedienen; allerdings arbeiten Praktikanten in der Kindergruppe oft auch selbst mit den Kindern.

Die Räume der Kinder- und der Elterngruppe sollten möglichst nah beieinander liegen. Wir haben festgestellt, dass es oft positiv auf die Eltern wirkt, wenn in ihrem Gruppenraum gelegentlich das Trappeln oder das laute Lachen der Kinder zu hören ist. Die Kinder dürfen allerdings nicht hören können, was in der Elterngruppe gesagt wird.

Ein separater Warte- und Pausenraum für die sechs Familien, ein Familienzimmer, ist wünschenswert. Die Therapeuten richten diesen Raum her und stellen Getränke (Tee, Kaffee, Wasser, Limonade) und etwas zu essen bereit (Obst, eventuell Plätzchen und/oder Süßigkeiten – in kleinen Mengen, weil Kinder dadurch oft sehr »zappelig« werden).

Meist bleiben nach all diesen Vorbereitungen noch 10 bis 15 Minuten, in denen sich die Therapeuten noch einmal kurz zusammensetzen und die Planung durchsprechen oder wichtige Informationen austauschen können – beispielsweise darüber, dass ein Elternteil oder ein Kind verhindert ist, über einen besorgten Anruf aus einer Schule, über eine besorgte oder wütende E-Mail von Eltern usw. Bei jeder Nachbesprechung wird für die folgenden beiden Wochen eine

Liste der noch nicht erledigten Dinge zusammengestellt. Diese Liste wird allen Therapeuten per Mail zugeschickt, und sie wird bei jeder Vorbesprechung von allen gemeinsam durchgesehen.

Eltern und Kinder versammeln sich vor Beginn jeder Sitzung im Familienzimmer. Existiert dieses nicht, warten sie gemeinsam im Warteraum.

Meist kommt ein Elternteil mit den Kindern und der andere allein. Eltern, die mit Kindern kommen, fühlen sich oft etwas sicherer als diejenigen, die allein kommen. Die Spannung im Warteraum ist oft zum Schneiden, aber weil sich alle sechs Familien dort einfinden, bleibt die Situation erträglich. Die Therapeuten der Eltern- und der Kindergruppe holen die Eltern und Kinder pünktlich und zur gleichen Zeit ab.

Bei der ersten Gruppensitzung dürfen sich die Kinder ansehen, wo die Eltern *arbeiten* werden – und genau so wird es den Kindern gesagt. Und die Eltern sehen sich den Raum der Kinder an, ihr kreatives Betätigungsfeld, das ebenfalls ausdrücklich so benannt wird. So wird abermals klargestellt, wo der Schwerpunkt der Behandlung liegt und wer für die Veränderungsprozesse verantwortlich ist, nämlich die Eltern.

In der Pause treffen sich die Therapeuten der Kinder- und der Elterngruppe zum Austausch und um sich untereinander abzustimmen. Siehe hierzu auch den Abschnitt 3.2 Behandlung im Rahmen einer Gruppe.

Jeder Sitzung folgt eine Nachbesprechung. Vorher räumen die Therapeuten den Kinder- und den Elternraum sowie das Familienzimmer auf. Anschließend reden sie noch etwa 20 Minuten lang über die soeben abgeschlossene Sitzung. Dabei wird kurz über wichtige Vorkommnisse gesprochen und oft ergibt sich aus diesem Austausch die Notwendigkeit, bestimmte zusätzliche Aufgaben zu erledigen. Beispielsweise muss ein Hausarzt, ein Vormund, ein Elternteil, die Schule oder ein Kind angerufen werden, Mails sind zu schreiben oder zusätzliche Sitzungen müssen geplant werden (siehe auch Abschnitt 3.3 Die therapeutische Haltung). Diese Aufgaben teilen die Therapeuten untereinander auf.

Weil die Zeit für Vor- und Nachbesprechungen meist sehr knapp bemessen ist, können die Therapeuten außerhalb der Sitzungen auch per E-Mail, Telefon oder während der Arbeit auf dem Gang miteinander kommunizieren.

Im Akutfall, bei besorgniserregenden Signalen, können betroffene Therapeuten auch einen Gesprächstermin vereinbaren.

Aus Erfahrung wissen wir, dass Gruppen dieser Art viel Aufruhr erzeugen und dass für die Therapeuten viel Zusatzarbeit anfällt. Die Kunst besteht darin, zu tun, was getan werden muss, und nicht in unnötigen Aktivismus zu verfallen. Die Botschaft lautet immer, dass die Eltern die Verantwortung tragen und dass die Therapeuten lediglich aktive und anteilnehmende Begleiter sind, die den Eltern helfen, eine sicherere Umgebung für ihre Kinder, sich selbst und ihr Netzwerk zu schaffen. Die Therapeuten bilden eine Gemeinschaft, deren Mitglieder einander helfen, das notwendige, aber kein übertriebenes Maß an Engagement zu entwickeln.

3.9 Die Elterngruppe

3.9.1 Der Aufbau der Sitzungen

Die Sitzungen der Elterngruppe beginnen jeweils mit einer Übung, die das »Ankommen« fördern soll (dies ist optional). Dem folgt eine kurze Runde, in der alle berichten, was in der Zwischenzeit passiert ist und woran die Einzelnen gearbeitet haben. Dann wird das Thema der Sitzung angesprochen. Dieses besteht jeweils aus einem theoretischen Teil, der Informationen und Erläuterungen umfasst, einem Übungsteil, in dem die Eltern das soeben Erläuterte anhand einer Übung auf emotionaler und auf körperlicher Ebene erleben können, und einem Teil, in dem die Eltern Fragen stellen und sich äußern können.

In jeder Sitzung findet nach einer Stunde im Einklang mit den Bedürfnissen der Kinder, die dann kurz verschnaufen können, eine 15-minütige Pause statt.

Die Elterngruppe behält die Zeit im Auge und gibt das Zeichen, woraufhin einer der Elterntherapeuten bei den Kindern anklopft und so den Beginn der Pause anzeigt. Insbesondere anfangs machen sich die Kinder gewöhnlich große Sorgen darüber, was wohl mit den Eltern in ihrer Gruppe geschieht. Als einmal ein Therapeut die Pause ankündigte, fragte der siebenjährige Kevin ihn wie aus der Pistole geschossen, ob sich seine Eltern im Raum der Elterngruppe schon in den Haaren lägen. »Nein, tun sie nicht«, antwortete der Therapeut wahrheitsgemäß. Daraufhin Kevin: »Na, das kann dann aber nicht mehr lange dauern.«

Den Eltern wird aufgetragen, in der Pause auf die Kinder aufzupassen und dafür zu sorgen, dass diejenigen, die noch im Haus arbeiten, nicht gestört werden. Eltern und Kinder halten sich dann im

Familienzimmer oder, falls dieses nicht existiert, in einem Warteraum auf. Eltern und Kinder treffen in der Pause ohne die Therapeuten zusammen und meist geschieht in dieser Zeit sehr viel.

Kinder, die einen Elternteil länger nicht gesehen haben, begegnen diesem nun. Und viele Kinder sehen ihre Eltern nach langer Zeit erstmals wieder zusammen in *einem* Raum. Weil sich dort insgesamt sechs Familien gleichzeitig aufhalten, findet in diesem Raum so viel Bewegung statt, dass die Spannung erträglich bleibt. Manchmal bleiben Kinder vor der Tür oder verkriechen sich in einer Ecke, um einen Elternteil zu meiden, oder ein Elternteil setzt alles daran, dem Ex-Partner aus dem Weg zu gehen. Nach einigen Sitzungen jedoch entspannt sich die Situation meist und das Vermeidungsverhalten nimmt ab.

Die Eltern sehen bei diesem Anlass auch, wie ihre Ex-Partner mit den gemeinsamen Kindern umgehen. Manchmal führt dies dazu, dass sie einander wieder positiver wahrnehmen, weil sie miterleben, wie liebevoll der eine oder andere Elternteil mit den Kindern umgeht. Oder eine Mutter sieht, dass ihre kleine Tochter auf den Schoß ihres Vaters klettert, wohingegen sie davon ausgegangen war, ihr Töchterchen habe Angst vor dem Vater. In den Pausen treten – ohne Zutun der Therapeuten – Veränderungen ein, die in den anschließenden Sitzungen deutlich spürbar werden.

Die Therapeuten setzen sich in der 15-minütigen Pause zusammen und tauschen sich kurz darüber aus, was Stand der Dinge ist und wie sie den Prozess in ihrer Gruppe erleben. Nicht selten tauchen Themen zeitgleich bei den Eltern und bei den Kindern auf. Ist beispielsweise in der Elterngruppe soeben das schmerzliche Erlebnis eines Elternteils zur Sprache gekommen, dass das Kind ihn oder sie nicht sehen will, kann sich in der Kindergruppe herausstellen, dass das betreffende Kind diesen Elternteil selbst schmerzlich vermisst.

3.9.2 Die Sitzungen

Es folgen nun die Beschreibungen der Sitzungen 1 bis 8.

Sitzung 1

Begrüßung

Die Therapeuten heißen alle Teilnehmer willkommen und sprechen kurz an, dass sich wohl alle Anwesenden einschließlich der Therapeuten angespannt fühlen, dass sich das aber im Laufe der Arbeit mit ziemlicher Sicherheit geben wird. Sie loben den Mut der Eltern, an dem Programm teilzunehmen, der zeigt, dass ihre Kinder ihnen sehr am Herzen liegen.

Einer der Therapeuten gibt eine kurze Einführung in den Ablauf der Arbeit:

- Eine Stunde Arbeit in der Gruppe;
- eine Viertelstunde Pause, die von den Eltern angekündigt wird;
- Eltern und Kinder verbringen die Pause zusammen, während die Therapeuten eine Besprechung abhalten;
- eine weitere Stunde Arbeit in der Gruppe.

Am Anfang erhalten die Eltern Gelegenheit, Fragen zu stellen. Es geht zunächst um das gegenseitige Kennenlernen und um Informationsvermittlung. Das ermöglicht den Eltern zuzuhören, die Anwesenheit der anderen Teilnehmer auf sich wirken zu lassen und sich daran zu gewöhnen, sich wieder mit dem Ex-Partner im gleichen Raum zu befinden. All dies hilft ihrem Stress-System, sich ein wenig zu beruhigen.

Weil viele Eltern zu Beginn der Arbeit Angst haben, entspringen die meisten ihrer Fragen zu diesem Zeitpunkt dem Gefühl des Misstrauens. Darauf einzugehen würde die Anspannung schon gleich zu Beginn weiter verstärken. In dieser ersten Sitzung geht es den Therapeuten jedoch darum, die Spannung in der Gruppe zu verringern. Deshalb deuten sie aufkommende Fragen als positiven Ausdruck der Sorge um das Wohl der Kinder und sie geben den Eltern zu verstehen, dass sie ihre Fragen gehört haben, in dieser Anfangsphase der Arbeit aber noch nicht darauf eingehen werden.

Noch einmal wird klar beschrieben:

- was die Kinder in ihrer Gruppe tun werden;
- dass alle Kinder ihrem Alter und Entwicklungsniveau entsprechend angesprochen werden;
- dass sich bei den Kindern zu jeder Zeit zwei bis drei Betreuer befinden werden (zwei Therapeuten und ggf. ein Praktikant), sodass in Kleingruppen gearbeitet werden und gegebenenfalls auch Einzelarbeit stattfinden kann;
- dass die Arbeit mit den Kindern nicht als Therapie zu verstehen ist;
- dass die Eltern den größten Teil der Arbeit selbst leisten müssen, weil nur dann eine Veränderung eintreten kann.

Außerdem wird der Aufbau des Programms erläutert, und Sinn und Zweck der Präsentationen der Eltern für die Kinder und der Kinder für die Eltern werden kurz erklärt.

Kennenlernen

Alle Eltern haben ein Foto ihrer Kinder mitgebracht, einige in digitaler Form auf ihrem Handy.

Die Therapeuten stellen ihnen folgende Aufgabe:

»Wir möchten, dass Sie sich einander als Eltern vorstellen, denn die Kinder stehen hier im Mittelpunkt. Dazu legen Sie die Fotos Ihrer Kinder in die Mitte, sodass alle sie sehen können; Handys mit Fotos können herumgereicht werden. Dann berichten alle nacheinander über ein schönes Erlebnis – entweder aus neuerer oder aus einer weiter zurückliegenden Zeit –, etwas, das Sie in guter Erinnerung behalten haben und wobei Sie sich mit Ihrem Kind besonders verbunden fühlten. Es geht um etwas Konkretes wie gemeinsames Plätzchenbacken, ein Gespräch, eine Balgerei, einen Spaziergang in der Natur, ... eine Situation, die Ihre Beziehung in einem positiven Licht zeigt. Wer fängt an?«

Die Therapeuten helfen den Eltern bei der Ausführung dieser Aufgabe. Manchmal erklärt einer der Teilnehmer, er könne nichts erzählen, weil er sein Kind schon seit zwei Jahren nicht mehr gesehen habe, und nutzt so die Gelegenheit, um auf eine in seinen Augen für ihn nachteilige Situation hinzuweisen. Die Therapeuten reagieren auf solche Äußerungen freundlich und sehr umsichtig, indem sie beispielsweise sagen: *»Das ist für Sie sicher sehr schmerzlich, aber Sie erinnern sich doch wahrscheinlich an ein Ereignis vor dieser Zeit, das Ihre Beziehung zu Ihrem Kind in einem positiven Licht zeigt.«*

Die Therapeuten hören den Erzählungen der Teilnehmer mit deutlicher Anteilnahme zu, wobei sie beispielsweise von ihrem Stuhl aufstehen, um ein Foto besser sehen zu können, und Bemerkungen wie »Der hat's ja faustdick hinter den Ohren!« einflechten. Meist sind die Geschichten der Eltern sehr kurz, jeweils etwa eine Minute lang. Wird einmal jemand zu langatmig, wird er aufgefordert, sich kurz zu fassen. Bei zwölf Kindern (durchschnittlich zwei pro Elternpaar) sind 24 Geschichten zu erzählen; insgesamt nimmt diese Aufgabe somit maximal eine halbe Stunde in Anspruch. Nachdem alle zwölf Eltern etwas über ihre Beziehung zu ihren Kindern erzählt haben, leitet einer der Therapeuten zum nächsten Schritt über, indem er beispielsweise sagt:

»Was für tolle Kinder Sie haben! Und wie treffend und ergreifend Ihre Geschichten sind. Erstaunlich gute Beziehungen sind das! Sie alle sind Eltern mit Leib und Seele und haben ein Herz für Ihre Kinder. Umso schrecklicher, dass sich so viel Schönes in so starken Schmerz verwandelt hat und dass so viele Konflikte entstanden sind.

Es lohnt sich ganz sicher, wenn wir in dieser Gruppe an der Lösung der bestehenden Konflikte arbeiten, um all dem Guten, von dem Sie gerade berichtet haben, wieder mehr Raum zu geben. Nach der Pause erklären wir Ihnen, wie es dazu kommen kann, dass so viel Gutes völlig verloren geht.

Jetzt machen wir erst einmal eine Pause. In dieser Zeit treffen wir Therapeuten uns zu einer Besprechung. Sie als Eltern bitten wir, währenddessen Ihre Kinder zu beaufsichtigen und dafür zu sorgen, dass sie nicht durch das Gebäude laufen, denn darin arbeiten noch andere Kollegen. Im Pausenraum gibt es etwas zu trinken und Obst.

In 15 Minuten geht es hier weiter.«

Das Arbeitstempo in der Elterngruppe ist ausschlaggebend für den genauen Zeitpunkt der Pause. Einer der Elterntherapeuten sagt der Kindergruppe Bescheid, wann die Pause beginnt. Die Kinder brauchen deshalb nie im Pausenraum auf ihre Eltern zu warten, und es besteht auch nicht die Gefahr, dass sie an der Tür lauschen und hören, was in der Elterngruppe gesagt wird.

Erläuterung der destruktiven Kommunikationsmuster

Nach der Pause erklärt einer der Therapeuten in einfachen Worten die destruktiven Kommunikationsmuster, die jede Familien- und Liebesbeziehung unterminieren können.

Menschen können sich in drei Grundmustern verfangen, die ihnen ihre Beziehung als immer unsicherer und aussichtsloser erscheinen lässt (siehe auch Abb. 2):

1. Das erste Muster: Kontakt suchen – Kontakt abwehren.
2. Das zweite Muster: Kontakt suchen – Kontakt suchen.
3. Das dritte Muster: Kontakt abwehren – Kontakt abwehren.

Ein Beispiel

A nimmt per E-Mail, Telefon oder im direkten Gespräch Kontakt zu B auf und möchte B etwas klarmachen. Beispielsweise sagt A, B solle besser darauf achten, dass Tommy sich glutenfrei ernährt, weil Tommy immer so starke Bauchschmerzen habe, wenn er bei B gewesen sei. Ist in der Beziehung alles in Ordnung, beherzigt B die Bitte, beruhigt A und bedankt sich für den fürsorglichen Rat.

Besteht zwischen den beiden eine Streitbeziehung, verfällt B entweder in eine Defensivhaltung und reagiert nicht oder geht zum Gegenangriff über: »Mit all deinen Regeln engst du Tommy viel zu sehr ein und davon und von nichts anderem bekommt er Bauchschmerzen. Ich selbst kann dieses Verhalten von dir auch nicht mehr ertragen, und ich bin froh, dass ich davon erlöst bin; bei mir hat er nie Bauchschmerzen« usw.

Kontakt suchen – Kontakt abwehren

Bei diesem Muster hat A das Gefühl, nicht gehört zu werden, und versucht, B mit seiner Botschaft trotzdem zu erreichen. Eventuell sucht er sein Heil darin, sein Ziel durch eine Anruf- oder E-Mail-Kanonade zu erreichen. Je intensiver sich A bemüht, zu B durchzudringen, umso nachdrücklicher distanziert sich B von ihm, bis er schließlich jeden Kontakt verweigert und das Telefon abschaltet.

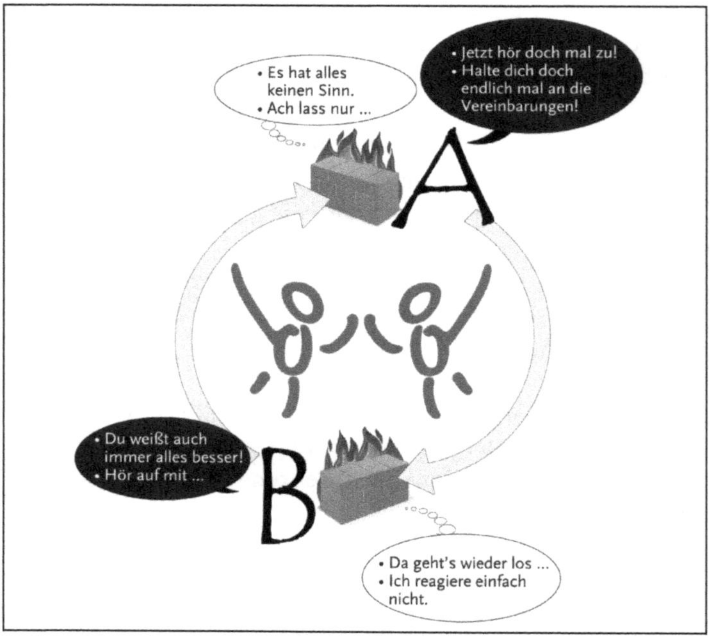

Abb. 2: Destruktive Kommunikationsmuster

Kontakt suchen – Kontakt suchen

Beim zweiten Muster kommt es zu einer Eskalation gegenseitiger Vorwürfe. A möchte B etwas klarmachen und ihn davon überzeugen und B versucht im gleichen Augenblick, A etwas klarzumachen und A von der Richtigkeit seiner Sicht zu überzeugen. Und weil A und B sich beide nicht gehört, anerkannt und verstanden fühlen, machen sie einander immer heftigere Vorwürfe, und bei beiden entsteht ein immer stärkeres Gefühl der Verzweiflung.

Kontakt abwehren – Kontakt abwehren

Das dritte und letzte Muster besteht darin, dass A aufgibt und seine Versuche, Kontakt aufzunehmen, beendet, während B in einer Abwehrhaltung verharrt. Beide verschanzen sich hinter einer Mauer und bleiben in ihrer eigenen Wahrheit gefangen, in der sie den anderen als den Täter und sich selbst als das Opfer sehen.

Die drei Muster haben generell die Neigung zu eskalieren; aber darauf kommen wir in Sitzung 3 noch ausführlicher zu sprechen.

Während der Therapeut die drei Kommunikationsmuster erläutert, zeichnet er sie in Diagrammform wie in Abbildung 2 dargestellt auf das Flipchart. Dann erklärt er, dass nicht nur die Eltern in den destruktiven Mustern gefangen sind, sondern gleichzeitig die Kinder zwischen den Eltern »in die Klemme« geraten, ohne einen Ausweg aus ihrem Dilemma erkennen zu können.

Im Anschluss an diese Ausführungen können die Eltern Fragen stellen. Erwähnt jemand ein Beispiel, dass sich der Ex-Partner tatsächlich wie soeben beschrieben verhält, deutet ein Therapeut dieses Verhalten freundlich als einen Schritt in die richtige Richtung um. Alle sollen über die beschriebenen drei Strukturen nachdenken und nach Beispielen dafür aus ihrem eigenen Erfahrungsschatz suchen. Für die Eltern geht es letztlich darum, ein Beispiel zu finden, das zeigt, wie sie selbst an einem bestehenden Muster mitwirken, nicht darum, das Verhalten ihres Partners zu analysieren. Die Therapeuten versuchen, die Eltern dazu anzuleiten, die sich wiederholenden Konflikte als das Resultat der von beiden Beteiligten gemeinsam produzierten destruktiven Kommunikationsmuster zu sehen – nicht weil diese Sicht die ultimative Wahrheit ist, sondern weil sie als Wegbereiterin für Veränderungen gute Dienste leistet.

Die Therapeuten interpretieren alle Äußerungen der Eltern als Ausdruck ihres Mitdenkens und Mitarbeitens, auch wenn das Gesagte eher dazu dienen sollte, den anderen zu beschuldigen, also keineswegs als Selbstreflexion gemeint war: *»Sehr gut, Sie fangen an, es zu verstehen. Und wo sehen Sie sich selbst, näher bei A oder näher bei B?«* Dies ist ja erst Sitzung 1, und die Therapeuten versuchen durch jede Intervention, das Spektrum der Möglichkeiten zu erweitern, im vorliegenden Fall also die Fähigkeit, über das eigene Verhalten zu reflektieren.

Übung Destruktive Kommunikationsmuster

Ziel

Die Übung soll die Eltern dazu bringen, die Theorie der destruktiven Kommunikationsmuster auf ihre eigene Situation anzuwenden. Sie lernen zu erkennen, wie genau die Muster in Erscheinung treten, sich manifestieren, und sie lernen, sie zu beobachten und zu benennen – zuerst allgemein, dann bei anderen Menschen und schließlich bei sich selbst.

Anleitung

»Bilden Sie zwei Gruppen, Männer und Frauen gemischt. Elternpaare dürfen nicht in der gleichen Gruppe sein. Versuchen Sie, das selbst zu organisieren. In dieser Gruppe sollen Sie sich darüber austauschen, wo Sie die Muster, über die wir gesprochen haben, erkennen. Sehen Sie diese Muster bei sich selbst, bei Ihrem Ex-Partner, vielleicht auch bei anderen Gruppenmitgliedern? In welchen Sätzen und/oder Verhaltensweisen kommen sie zum Ausdruck?«

Ausführung der Übung

Die beiden Therapeuten betreuen jeweils eine Gruppe und begleiten deren Arbeit. Nach ungefähr einer Viertelstunde kommen die beiden Gruppen wieder zusammen. Die Therapeuten kommentieren in der Großgruppe, was in den Kleingruppen geschehen ist, indem sie sich in Anwesenheit aller Teilnehmer über ihre Beobachtungen und Gedanken austauschen. Sie berichten, was ihnen in den beiden Kleingruppen aufgefallen ist, was ihnen davon bemerkenswert erschien und was ihnen Sorgen macht; nicht zuletzt erwähnen sie auch, was ihre Neugier geweckt hat. So zeigen sie den Gruppenteilnehmern wieder das gesamte Feld der Möglichkeiten auf.

Wichtige Punkte

Oft ereifern sich Eltern in den Kleingruppen über das unmögliche Verhalten ihres Ex-Partners und beklagen sich, wie sehr sie darunter leiden. Sie glauben, bei ihm eindeutig psychopathologische Züge zu erkennen, und sind überzeugt, dass er den gemeinsamen Kindern schadet. Der Therapeut bezieht alle Äußerungen der Teilnehmer auf die drei destruktiven Kommunikationsmuster; dabei kann ihm die Gruppe helfen.

Der Therapeut stellt klar, dass er das psychopathologische Verhalten und die schmerzhaften Erlebnisse der betroffenen Eltern nicht anzweifelt, sondern dass es ihm darum geht, den Eltern beizubringen, destruktive Muster zu erkennen und zu unterbrechen, weil sie starken Stress erzeugen, der wunde Punkte reizt. Nimmt der Stress ab, können die Symptome abklingen und manchmal sogar völlig verschwinden, auch bei den Kindern. Deshalb steht das Bemühen, destruktive Muster zu erkennen und zu verändern, am Anfang der Arbeit. Dabei verharren die Therapeuten in einer Haltung freundlicher Präsenz und lassen sich nicht in Diskussionen oder Streitigkeiten verwickeln, was oft ziemlich schwierig ist. Manchmal hilft es dabei, die destruktiven Muster als den gemeinsamen Feind hinzustellen.

Aufgaben für zu Hause

Gegen Ende jeder Sitzung erhalten die Eltern Aufgaben, die sie zu Hause mit ihrem Netzwerk durcharbeiten sollen.[9] Nach der ersten Sitzung schicken die Therapeuten den Eltern per E-Mail eine Zusammenfassung ihrer Erklärung destruktiver Muster, die diese auch an wichtige Angehörige ihres Netzwerks weiterleiten, ihnen erklären und mit ihnen besprechen sollen (siehe Anhang 4).

Alle sollen zu Hause üben, destruktive Muster zu erkennen und sie möglichst zu neutralisieren. Zu verändern brauchen sie die Muster noch nicht. Möchte allerdings jemand noch einen Schritt weitergehen und fühlt sich in der Lage, einmal etwas anders zu machen als bisher, ist das natürlich nur zu begrüßen.

Außerdem werden die Eltern gebeten, sich mit ihrem Netzwerk zusammen eine oder mehrere der folgenden Fernsehsendungen anzuschauen:

9 Mit Dank an Jeroen Wierstra für die Erstellung des Hausaufgabendokuments.

- »Das Kind gehört mir! Eltern im Scheidungskrieg«[10]
- »Scheiden tut weh – Rosenkrieg«[11]
- »Doku über Eltern im Scheidungskampf«[12]
- »Der Kleine und das Biest« (ein kleiner, aber sehr bewegender Film aus der Kinderperspektive).[13]

Die Eltern werden ebenso gebeten, den Artikel »Hört endlich auf! Das Protokoll einer Zerrüttung« von Björn Stephan zu lesen.[14]

Die Sicht der Kinder wird u. a. in dem Lied »Lisa« der Band Wise Guys dargestellt.[15]

Die Eltern werden in dieser Sitzung auch zum ersten Mal darauf hingewiesen, dass sie in Sitzung 6 eine Präsentation für die Kinder durchführen werden. Darin sollen sie ihren Kindern zeigen, was sie in ihrer Gruppe lernen oder gelernt haben und was sie ihnen mit auf den Weg geben wollen. Erinnern Sie die Eltern vor Ende jeder Sitzung an die bevorstehende Präsentation.

Abschluss

Die Therapeuten beenden jede Sitzung, indem sie die Teilnehmer auffordern, in einem Wort die Stimmung zu erfassen, in der sie nach Hause gehen. Das hilft ihnen, die Sitzung abzurunden – ein wenig darüber zu reflektieren und sich ungefähr über ihre Verfassung klar zu werden. Außerdem erfahren die Therapeuten so, was die einzelnen Teilnehmer erlebt haben, wie sie die Sitzung verlassen und ob für sie noch Dinge ungeklärt geblieben sind, die beim nächsten Treffen erneut aufgegriffen werden sollten. Häufig tauchen in den entsprechenden Äußerungen Wörter wie »Verwirrung«, »Hoffnung«, »Zweifel«, »neugierig«, »weiß nicht«, »Wiederkennen«, »ja und nein« auf.

Sitzung 2

Übung zum Ankommen

Verschiedene Übungen helfen, den Beginn einer Sitzung zu markieren und die Aufmerksamkeit zu fokussieren. Einige davon werden in

10 https:// www.youtube.com/watch?v=aMAZXfJAKes
11 https://www.youtube.com/ watch?v=FbpJ_RzGNWY
12 https://www.youtube.com/watch?v=ocMWwx4E6wo
13 http://www.tivi. de/tiviVideos/beitrag/Der+Kleine+und+das+Biest/1045530
14 Erschienen im Stern vom 15.10.2015 (https://blendle.com/i/stern/hort-endlich-auf/bnl-stern-20151015-89258_h_rt_endlich_auf?source=blendle-redaktion&medium=twitter&campaign=socialpicks_20151020)
15 https://www.youtube.com/watch?v=17KzJWAOKmo

diesem Buch beschrieben, aber jeder Therapeut kann natürlich auch seinen eigenen Kenntnissen und Erfahrungen gemäße Übungen wählen. Die Übung zum Ankommen ist nur eine der Möglichkeiten, eine Sitzung zu beginnen. Man kann auch andere einleitende Übungen wählen.

Zunächst geht es darum, die Aufmerksamkeit der Eltern von ihren Alltagsbelastungen zu lösen und auf das Hier und Jetzt zu lenken. Sie kommen oft sehr gestresst in die Sitzung und können sich deshalb nicht gut konzentrieren, geschweige denn zuhören oder reflektieren. Eine Achtsamkeitsübung kann den Stress verringern und mehr Raum für die Arbeit an wichtigen Themen schaffen.

Der Therapeut kann die Teilnehmer zur Ausführung einer meditativen Übung anleiten. Dabei kann auch ein spielerisches Element einbezogen werden.

> Ein Beispiel: Alle stehen im Kreis und nennen nacheinander ihre Namen. Dann nimmt der Therapeut einen imaginären oder realen weichen Ball und wirft ihn einem Teilnehmer zu, wobei er dessen Namen nennt, beispielsweise Theo. Theo wirft den Ball Helene zu und nennt ihren Namen usw. So lernen die Teilnehmer entspannt die Namen aller anderen Gruppenmitglieder kennen, und die Aufmerksamkeit aller wird auf die Gruppe fokussiert.

Während einer meditativeren Übung zum Ankommen befinden sich die Eltern in einer möglichst entspannten Sitzhaltung, sie schließen die Augen oder richten ihren Blick auf einen Punkt im Raum. Dann werden sie aufgefordert, die Aufmerksamkeit auf den Atem zu richten, auf das Ein- und Ausatmen. Schließlich instruiert der Therapeut sie, die Aufmerksamkeit auf ihren Körper zu richten – auf die Füße, die Beine, den Unterleib, auf Brust und Rücken, Schultern, Arme und Hände, Nacken und Hals, Kopf und Gesicht. Die Anweisungen werden langsam und mit ruhiger Stimme gegeben.

Es gibt viele Übungen zum Ankommen, die im Grunde Achtsamkeitsübungen sind.[16]

Manche Eltern tun sich schwer mit solchen Übungen, weil sie ihnen als abgehoben und als Zeitverschwendung erscheinen;

---

16 Siehe hierzu auch http://www.mbsr-verband.de/achtsamkeit.html und das Buch *Achtsamkeit für Anfänger* von Jon Kabat-Zinn (2013).

anderen machen sie Angst, aber die meisten genießen den kurzen Moment der Ruhe, den sie erzeugen. Natürlich können Therapeuten nur dann zu solchen Übungen anleiten, wenn sie mit ihnen vertraut sind.

Besprechung der Hausaufgaben

Auf die Achtsamkeitsübung folgt eine Runde, in der die Eltern berichten, ob sie zu Hause destruktive Muster erkannt haben und ob es ihnen gelungen ist, diese zu unterbinden. Haben sie den Angehörigen ihres persönlichen Netzwerks erklärt, wie destruktive Muster wirken, und mit ihnen darüber geredet, ob und in welcher Form sie diese Muster bei sich selbst wiedererkennen? Wie hat das Netzwerk darauf reagiert? Außerdem fragen wir die Teilnehmer, ob sie sich die benannten Filme angesehen haben, den Artikel gelesen, das Lied gehört und mit ihrem Netzwerk besprochen haben.

Der Verlauf dieses Austauschs lässt sich nicht vorhersagen.

In einer Gruppe berichtet eine Frau, der Dokumentarfilm habe sie sehr berührt und aufgrund der Figur des wütenden Vaters darin könne sie die Wut ihres Exmannes plötzlich viel besser verstehen; ihr sei jetzt auch klar, was sie durch ihre Entscheidung für einen anderen Mann angerichtet habe. Ihr Exmann Krijn ist nach diesen Worten emotional sehr bewegt. »Das ist jetzt das erste Mal, dass du das anerkennst«, sagt er. Nach dem Lesen des Artikels »Hört endlich auf! Protokoll einer Zerrüttung« entstanden in der Gruppe sehr emotionsbeladende Gespräche, weil sich die Eltern in ihrem Handeln wiedererkannten – diese Erkenntnis erschütterte sie zutiefst.

Andere berichten, nicht nur sie selbst, sondern auch Mitglieder ihres Netzwerks hätten die destruktiven Muster erkannt und dies habe ein sehr gutes persönliches Gespräch zur Folge gehabt.

In einer der Gruppen meldet sich zuerst ein Vater zu Wort und sagt, er fühle sich unsicher, weil die Mutter der gemeinsamen Kinder diese nicht gehen lassen wolle, wenn er komme, um sie abzuholen. Jedes Mal öffne ihr Freund die Tür und schicke ihn weg. Werde er dann wütend, wählten sie den Notruf und erstatteten Anzeige wegen häuslicher Gewalt gegen ihn. Er verhalte sich angesichts dieser Probleme momentan zwar ruhig, fühle sich aber sehr unsicher. Außerdem bekomme er seine Kinder nur selten zu Gesicht.

Die Mutter kontert prompt, er habe ihr einmal das kranke und fiebrige Kind ohne jede Rücksicht auf dessen Zustand aus den Armen reißen wollen.

Der Therapeut unterbricht den Disput der Eltern mit der Frage, ob ihnen klar sei, dass sie auf dem besten Weg seien, sich in ein destruktives Muster zu verstricken; dies mache es ihnen unmöglich zuzuhören und bestärke sie in ihrer Meinung, ihnen und ihren Kindern geschehe Unrecht. Andere Gruppenteilnehmer bestätigen die Auffassung, die Eltern überhäuften einander mit Vorwürfen, statt einander zuzuhören.

Oft sagt ein Vater in solchen Fällen etwas wie: »Das kenne ich nur zu gut, bei mir läuft es genauso; sie weiß immer alles besser. Frauen glauben, wir Männer könnten nicht für ein krankes Kind sorgen.« Oder eine Mutter erwidert: »Ja, aber ein Kind mit Fieber holt man doch nicht einfach aus seinem Bett! Mir würde so etwas jedenfalls nicht einfallen!« Ein anderer Mann stellt fest, Väter könnten sehr wohl gut für kranke Kinder sorgen, und wenn man ein krankes Kind nur warm genug einpacke, könne es auch im Auto fahren.

Weil bei einem solchen Austausch verschiedene Stimmen zu Wort kommen, wird aus zwei anfänglichen Monologen ein echtes Gespräch. Dass die Gruppenteilnehmer einander einen Spiegel vorhalten, hat sich als sehr wirksam erwiesen. Weil die Eltern in der Gruppe miterleben, wie andere Eltern streiten und hartnäckig auf ihren Standpunkten beharren, lernen sie allmählich, auch ihre eigene Situation klarer zu sehen. Das ist zwar sehr konfrontativ, bringt den Prozess aber in Bewegung und gibt den Anstoß zu Veränderungen, weil es bei den Eltern das Gefühl hervorruft, anders sein zu wollen als das, was sie vor sich sehen.

In jeder Gruppe gibt es aber auch Eltern, die zu berichten wissen, wie sie destruktive Muster erkannt haben, wie oft sie im Alltag mit ihnen konfrontiert werden und dass sie in bestimmten Situationen, in denen sie früher gekämpft hätten, ruhig geblieben sind.

Solche Beispiele werden herausgehoben, indem sie gründlich beleuchtet und unter die Lupe genommen werden. »Was hat bewirkt, dass Sie anders reagieren konnten? Was haben Sie am anderen bemerkt? Wie haben Sie sich gefühlt, als es anders lief? Wie haben Ihre Kinder reagiert?«

Auch Reaktionen der Gruppe können Veränderungen zum Positiven verstärken. Weil alle Paare Gelegenheit erhalten, sich zu äußern, sieht die Gruppe sowohl anschauliche Beispiele für Eltern, die noch im Streit gefangen sind, als auch Beispiele für Eltern, die schon dabei sind, ihr Verhalten zu verändern und sich aus ihrer problematischen Situation zu befreien. Fast alle Eltern, denen es gelingt, destruktive Muster zu durchbrechen, fühlen sich durch die so erreichten Veränderungen gestärkt.

Eine Mutter erklärt: »Ich kann jetzt wieder aus meinem Herzen heraus handeln. Das konnte ich seit Langem nicht mehr und ich möchte, dass es jetzt so bleibt.«

In dieser ersten Stunde der zweiten Sitzung entwickelt sich oft ein reger Austausch zwischen den Eltern, was erwünscht ist und von den Therapeuten gefördert wird. Eltern können einander sehr gut helfen, weil sie das, worin ihresgleichen verstrickt ist, so gut von sich selbst kennen.

Die Therapeuten halten während der ganzen Sitzung Ausschau nach positiven Äußerungen und neuen Entwicklungen und richten ihre Aufmerksamkeit darauf.

Nachdem die Eltern berichtet haben, wie es ihnen bei den Hausaufgaben ergangen ist, folgt die Pause.

Pause

Nach der Pause wird das Thema der zweiten Sitzung erörtert: Wie ergeht es den Kindern, wenn der Streit zwischen den Eltern nicht endet?

Zunächst wird zu diesem Thema eine Übung durchgeführt, in der die Eltern physisch, emotional und kognitiv erleben, was mit ihnen geschieht, wenn sie in der Rolle eines Kindes zwischen ihren beiden sich streitenden Eltern stehen.

Übung

Ziel

Die Übung soll die Aufmerksamkeit der Eltern stärker auf die Kinder und deren Erleben ausrichten und sie so motivieren, ihren Streit zu beenden, um sich wieder stärker und auf andere Art als bisher für das Wohl ihrer Kinder einsetzen zu können.

Übungsanleitung
Einer der Therapeuten erklärt nun eine Übung, in der die Eltern am eigenen Leibe erleben können, wie sich Kinder fühlen, wenn ihre getrennten Eltern streiten.

In der Mitte des Raums stehen vier Kinderstühle, auf denen vier Eltern Platz nehmen (keine Elternpaare). Die übrigen Eltern stellen sich in zwei einander gegenüberstehenden Reihen auf (keine Elternpaare gegenüber), die »Kinder« auf den Stühlen befinden sich zwischen diesen. Bei der nun folgenden Übung sollen die drei destruktiven Muster und ihre Wirkung auf die Kinder durchgespielt werden.

Der Therapeut erläutert zunächst den Ablauf. Die Eltern streiten also anschließend auf drei verschiedene Weisen. Zuerst streiten sie offen, indem sie der anderen Reihe lauthals Vorwürfe machen. Anschließend macht nur die eine Elternreihe der anderen Vorwürfe und Letztere wehrt die Vorwürfe ab, ignoriert sie, blickt auf den Boden, nach oben oder starr geradeaus, seufzt auf oder wendet sich ab, sagt aber nichts. In der dritten Runde bilden beide Elternreihen Mauern des Schweigens, zwischen denen eisige Stille herrscht. Nach etwa zweiminütigem Schweigen flüstern die Eltern den »Kindern« leise Botschaften ins Ohr. Beispiele dafür können sein:

»Sag Papa bitte ...«

»Mama soll daran denken, dass ...«

»Denk auch bei Papa immer daran, dass ...«

Ein Vater hat einmal gesagt: »Wenn die Eltern nicht miteinander reden, werden die Kinder zu ihren Botschaftern.«

Zu Beginn des ersten Durchgangs fragt der Therapeut die Eltern, was sie einander vorwerfen. Entsprechende Sätze werden auf ein Flipchart geschrieben.

»Du kommst immer zu spät!«, »Du denkst nur an dich selbst!«, »Du tust so, als wären es nur deine Kinder!«, »Immer muss alles genau nach deinen Vorstellungen gehen!«, »Du bist ein echter Borderliner!«, »Du bist ein Narzisst!«, »Wann bezahlst du endlich?«, »Warum gibst du immer schmutzige Kleider zurück?« usw.

Das Sammeln der Sätze führt bei den Eltern oft zu Heiterkeitsausbrüchen, weil sie sich in den Beispielen wiedererkennen. Anschließend bitten wir die Eltern, nicht mehr sich selbst zu spielen, sondern einen beliebigen Elternteil, der dem Ex-Partner Vorwürfe macht.

Diese Anonymisierung ist wichtig, weil die Eltern sonst in der Situation zu gehemmt sind; sie fürchten, wir könnten glauben, sie seien tatsächlich so, wie sie es in ihren Beispielsätzen beschreiben, was dazu führen könnte, dass sie sich nicht richtig an der Übung beteiligen, weil sie sich schämen. Fordern wir sie hingegen auf, ganz bewusst eine Rolle zu spielen, fällt es ihnen viel leichter mitzumachen. Letztlich geht es in der Übung ja hauptsächlich darum, was die Kinder in solchen Situationen erleben.

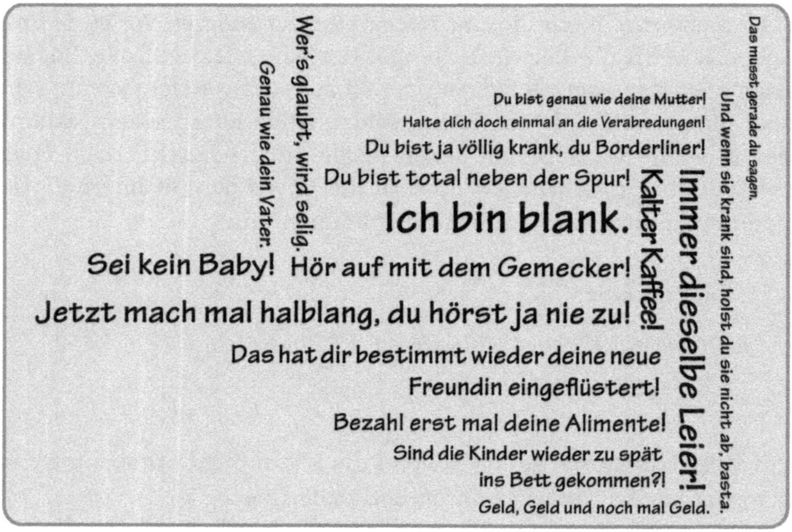

Abb. 3: Beispiele für Vorwürfe

Den Eltern auf den Kinderstühlen wird erklärt, sie sollten die Rolle eines beliebigen Kindes, nicht die ihres eigenen, spielen.

Der Therapeut fragt jedes »Kind«: »Wie heißt du?« Die Angesprochenen denken sich einen Namen aus. »Wie alt bist du? Was tust du gerne?« Oder: »Was magst du nicht an der Schule?«

Nachdem die vier Eltern auf den Kinderstühlen sich in ihrer Fantasie ein beliebiges Kind ausgedacht haben, fordert der Therapeut sie auf, sich in diesen Kinderkörper hineinzuversetzen. Dazu brauchen sie sich nur wie das Kind zu fühlen und sich zu vergegenwärtigen, wo in ihrem Körper sie dies spüren.

Dann werden die »Kinder« aufgefordert, auf den Boden oder vor sich hinzuschauen, den Blick aber keinesfalls auf die in Reihe stehenden Eltern zu richten; sonst könnte der Anblick ihres Ex-Partners sie an ihren eigenen Schmerz erinnern, was es ihnen erschweren würde, sich in die Kinderrolle einzufühlen.

Wenn die erste Runde beginnt, fordern die Therapeuten die Eltern auf, als streitende Eltern die Elternreihe gegenüber mit Vorwürfen zu überhäufen. Diese sollen aber nicht an eine bestimmte Person, sondern an die andere Reihe insgesamt gerichtet werden. Ex-Partner stehen einander nicht gegenüber, damit der »Als-ob«-Charakter der Übung gewahrt bleibt, ohne den kein Lernprozess zustande kommen kann und ohne den die Eltern kein Bewusstsein dessen, was geschieht, entwickeln können. Die Eltern können bei dieser Übung in ihrer jeweiligen Muttersprache sprechen. Beispielsweise war in einer Gruppe einmal ein Gemisch aus marokkanischen, spanischen, niederländischen und polnischen Vorwürfen zu hören. Die vorher auf dem Flipchart notierten Sätze können die Teilnehmer als Anregungen nutzen. Schon nach etwa einer oder zwei Minuten unterbricht der Therapeut die streitenden Elternreihen und wendet sich den »Kindern« zu.

Er kniet sich vor die »Kinder« und fragt sie mit sanfter Stimme, wie sie sich fühlen und wo genau sie spüren, was sie empfinden. D. h., er wendet sich an die Eltern auf den Stühlen in ihrer Rolle als Kinder, spricht sie mit ihrem Kindernamen an und fragt: »Was fühlst du jetzt?« Wenn sie mit einem Gedanken, einer Reflexion, einem Verhalten oder einer Emotion antworten, fragt der Therapeut sie: »Wo genau spürst du das in deinem Körper?«

Der zweite Therapeut sorgt unterdessen dafür, dass die anderen Gruppenteilnehmer nicht durch Witze oder Bemerkungen die Konzentration stören. Vielen Menschen fällt es schwer, ihren Körper wahrzunehmen; es erfordert ihre gesamte Aufmerksamkeit.

Einer der Therapeuten fragt die Teilnehmer nach ihren Gefühlen, der andere notiert ihre Äußerungen auf einem Flipchart.

Diese Übung mit ihren drei Durchgängen erweist sich immer wieder als sehr wirksam. Sie macht den Eltern bewusst, wie ihr Streit sich auf ihre Kinder auswirkt.

Manchen Eltern kommen plötzlich die Tränen, andere erstarren in einem Zustand der Gefühllosigkeit, wieder andere würden am liebsten weglaufen, aber alle erleben Dinge, die ihre Gefühle und ihr Denken erschüttern.

Zum Schluss werden die Äußerungen der Eltern über ihre Erlebnisse in der Rolle eines Kindes streitender Eltern in Kurzform auf ein Flipchart geschrieben (siehe Abbildung 4).

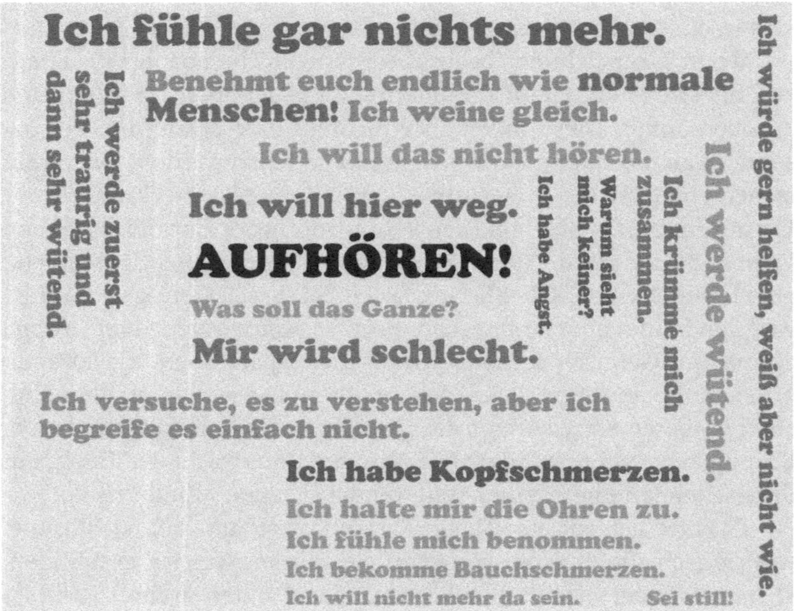

Abb. 4: Reaktionen der »Kinder«

Alle Eltern sitzen nacheinander auf den Kinderstühlen, und es fällt ihnen im Laufe der Übung immer schwerer mitzumachen. Eltern, die schon auf den Kinderstühlen saßen, wirken aufgrund des Erlebten erschüttert. Es fällt ihnen schwer, ihre Streitigkeiten fortzusetzen, und viele empfinden Scham.

Nach drei Durchgängen setzen sich alle Eltern wieder im Kreis zusammen. Die leeren Kinderstühle bleiben in der Mitte stehen.

Wichtige Punkte

Sorgen Sie dafür, dass alle Eltern einmal in der Kinderrolle auf einem der Stühle gesessen haben.

Traumatisierten fällt es oft schwer, ihren eigenen Körper zu spüren. Sorgen Sie dafür, dass sich alle Teilnehmer sicher fühlen können und dass nicht gelacht und gewitzelt wird. Sollte es doch einmal vorkommen, unterbinden Sie es freundlich, aber bestimmt.

In fast jeder Gruppe befinden sich Eltern, die als Kinder selbst die »Kampfscheidung« ihrer eigenen Eltern miterlebt haben oder die in ihrer Ursprungsfamilie Zeugen häuslicher Gewalt waren und dies nun reinszenieren. Fokussieren Sie diese Klienten auf das Hier und Jetzt und auf das Ziel der Übung.

Was bewirkt der Streit der Eltern bei den Kindern?

Der Therapeut, der alle Äußerungen der Eltern in der Kinderrolle notiert hat, informiert anschließend alle Eltern darüber, wie es sich auf Kinder auswirkt, wenn sie zwischen die Fronten ihrer getrennten Eltern geraten. Der Therapeut stellt einen Zusammenhang zwischen den in der Übung gewonnenen Erfahrungen der Eltern und der Theorie her, indem er die konkrete aktuelle Situation zu den gesammelten Erkenntnissen über Kinder in solchen Situationen in Beziehung setzt.

Kinder haben zwei Eltern, mit denen sie existenziell verbunden sind. Wenn ihre beiden Eltern gegeneinander kämpfen, werden sie innerlich zerrissen. Ihnen geht dann das Gefühl innerer Einheit verloren. Sie können sich nur in einer sicheren Umgebung entwickeln. Sie müssen sich darauf verlassen können, dass ihre Eltern ihren Werdegang im Auge behalten und alles daransetzen, ihr Leben in eine gute Richtung zu lenken.

Wenn Eltern ihr Kind bei ihrer Trennung nicht aus dem Blick verlieren, kann es alle Veränderungen gut verkraften und muss nicht zwangsläufig Schaden erleiden (Buysse et al. 2011). Natürlich sind solche Veränderungen für das Kind nicht angenehm, und es bereitet ihm Kummer, an bestimmten Tagen auf den einen oder den anderen Elternteil verzichten zu müssen. Auch Wechsel des Wohnorts, der Schule und der Nachbarschaft, Veränderungen hinsichtlich des Kontakts zu Freunden, Großeltern und anderen Familienangehörigen sowie die Notwendigkeit, sich an neue Stiefeltern und Stiefgeschwister samt deren Familien zu gewöhnen, erfordern eine starke Anpassung und können Kinder aus dem Gleichgewicht bringen. Begleiten die Eltern diese Veränderungen jedoch so, dass das Kind das Gefühl hat, dazuzugehören und von ihnen fürsorglich behandelt zu werden, findet es sein inneres Gleichgewicht allmählich wieder. Bekämpfen die Eltern einander jedoch, gelingt dies dem Kind nicht. Je heftiger der Streit, umso stärker wird das innere Gleichgewicht des Kindes gestört.

Insbesondere wenn Eltern einander dämonisieren und ihren Ex-Partner als bösartig oder gar als einen Teufel hinstellen, der ihnen das Leben zur Hölle macht, werden ihre Kinder mit ihrer Trennung nicht fertig. Sie leben dann in zwei Wahrheiten und geraten dadurch in Verwirrung. Und wenn Kinder ihren Schmerz und ihre Verwirrung zum Ausdruck bringen, besteht immer die Gefahr, dass ihre Eltern dies für Angriffe auf ihren Ex-Partner zu instrumentalisieren versuchen: »Siehst du jetzt, was du unserem Kind damit antust?«

Kinder reagieren auf diese unerträgliche Situation sehr unterschiedlich. Einige passen sich perfekt an, um keinen Anlass zu weiteren Streitigkeiten zu geben. In ihrem Bemühen, ihren Eltern zu helfen, werden sie zur weisen Stimme. Auf den ersten Blick scheint bei ihnen alles in Ordnung zu sein, doch aus ihren Äußerungen geht klar hervor, wie sehr sie unter dem Streit leiden.

Andere Kinder reagieren aufsässig und bekümmert und bringen dies bei jeder Gelegenheit, zu Hause und in der Schule, zum Ausdruck. Wieder andere Kinder entwickeln Symptome wie Bettnässen, aber auch Angststörungen bis hin zu Konversionsstörungen.

Bestimmte Kinder halten das Leben in zwei Wahrheiten gar nicht aus. Sie entscheiden sich für eine Wahrheit und einen Elternteil und wollen den anderen dann nicht mehr sehen. So schmerzhaft dies für den betroffenen Elternteil sein mag, ist es doch nur zu verständlich.

Geschwister entscheiden sich oft für einander entgegengesetzte Standpunkte; der eine »wählt« die Wahrheit der Mutter, der andere die Wahrheit des Vaters. Besonders traurig ist, dass die Geschwister in solchen Fällen meist völlig den Kontakt zueinander verlieren – einerseits, weil sie einander nur noch selten oder gar nicht mehr zu Gesicht bekommen, und andererseits, weil es ihnen schwerfällt, den Kontakt zu jemandem aufrechtzuerhalten, der in einer anderen Wahrheit lebt.

Viele Kinder von Eltern in Trennungskonflikten leiden unter Konzentrationsstörungen, was zu Leistungsabfall in der Schule führt.

Beenden Eltern ihre Streitigkeiten und lassen sich auf einen – mehr oder weniger häufigen – freundlichen Umgang miteinander ein, profitieren meist auch die Kinder davon. Ihre Symptome verschwinden, ihre schulischen Leistungen werden besser, und sie können sich wieder weiterentwickeln.

Nun werden die Äußerungen der Eltern während der Übung in der Kinderrolle mit den theoretischen Erläuterungen verknüpft. Die Eltern werden gebeten, sich mit dem auseinanderzusetzen, was ihre persönlichen Äußerungen und die der übrigen Eltern in der Kinderrolle ihnen über die Auswirkungen ihrer Streitigkeiten auf ihre Kinder sagen.

Eine Lebensgeschichte

Für ein Kind ist es wichtig, über eine zusammenhängende Lebensgeschichte zu verfügen; dies ist für sein physisches Wohl und seine Identität von großer Bedeutung. Die Trennung der Eltern ist ein wichtiger Teil dieser Geschichte. Eltern, die sich in einem Streit befinden, streiten fast immer auch über die Ursachen ihres Streits. Über die Vorgeschichte der Trennung besteht zwischen ihnen keine Einigkeit. Beispielsweise hält die Mutter die Tatsache für den Trennungsgrund, dass der Vater nie da war und sie ständig allein zu Hause saß, weil er nur an sich selbst dachte. Der Vater hingegen glaubt, die Ursache sei, dass seine Frau ihn wegen eines anderen Mannes verlassen, ihn also gegen einen anderen ausgetauscht hat. Ein anderer Vater ist der Auffassung, er habe nie mit seiner Ex-Partnerin zusammengewohnt und folglich hätten sie sich auch nicht getrennt; das Problem liege vielmehr darin, dass sie ihm das gemeinsame Kind nicht gönne, obwohl er seinen Sohn sehr liebe und sie beide sorgeberechtigt seien. Daraufhin erwidert die Mutter vielleicht, genau das sei das Problem: Der Vater sei für das Kind nicht gut; er schade ihm, und folglich könne sie einer Umgangsregelung nicht zustimmen.

Belasten Eltern ihr Kind mit zwei völlig konträren »Wahrheiten«, gerät es zwangsläufig in Verwirrung. Die Mutter sagt: »Das Auto ist blau.« Der Vater sagt: »Nein, das Auto ist rot«, und das Kind glaubt, ein grünes Auto zu sehen.

Aufgaben für zu Hause

Die Eltern erhalten per E-Mail eine Zusammenfassung der Informationen, die ihnen in der Sitzung erläutert wurden, verbunden mit der Bitte, sie an ihr Netzwerk weiterzuleiten (siehe Anhang 5) und gemeinsam mit dessen Angehörigen darüber zu sprechen, welche Probleme bei ihren eigenen Kindern zu erkennen sind.

Außerdem werden die Eltern gebeten, weiter auf destruktive Muster zu achten und mit ihren Netzwerken zusammen zu überlegen, was sie selbst anders machen könnten, um die für die Kinder fatale Destruktion zu beenden.

Darüber hinaus stellen wir allen Eltern eine sehr schwierige Aufgabe: Wir bitten sie, zu Hause für ihre Kinder eine Geschichte mit der Überschrift »Warum wir nicht (mehr) zusammen wohnen« zu schreiben, eine Geschichte, die den Kindern hilft, zur Ruhe zu kommen, in welcher der andere Elternteil »heil« bleibt und die er sich anhören kann, ohne die Flucht ergreifen zu müssen.

Jeder Elternteil schreibt seine eigene Geschichte. Die Eltern sollen bei der Arbeit an dieser Aufgabe ihre Netzwerke einbeziehen – die Angehörigen ihres Netzwerks können beim Schreiben der Geschichte auch mithelfen –, wobei stets die Kinder der Ex-Partner im Fokus stehen.

Sind die involvierten Kinder noch sehr klein, können sich die Eltern mit ihrer Geschichte auch an ihre Kinder in einer zukünftigen Situation, in der sie älter sind, wenden. Bei dieser Aufgabe geht es nicht unbedingt darum, die Briefe den Kindern vorzulesen, sondern bei den Eltern soll ein innerer Veränderungsprozess initiiert werden, der sie dazu bringt, sich aus ihrer Tunnelsicht zu lösen und einander »ganz« zu lassen.

Natürlich können beide Eltern unterschiedliche Darstellungen entwickeln, aber wenn beide sich bemühen, Dämonisierungen und verallgemeinernden Beschuldigungen entgegenzuwirken, können die Geschichten einander ergänzen.

Wir bitten die Eltern, ihre Geschichten zur nächsten Sitzung mitzubringen. Sie können sie uns aber auch vorab per E-Mail zuschicken.

In der nächsten Sitzung sollen alle Geschichten in zwei Kleingruppen, die jeweils drei Elternpaare (sechs Personen) umfassen, vorgelesen werden. Damit alle Geschichten verlesen werden können, bitten wir die Teilnehmer, Geschichten so abzufassen, dass fünf Minuten Vorlesezeit nicht überschritten werden.

Abschluss

Danach folgen einige abschließende Worte.

Sitzung 3

In der dritten Sitzung ist der größte Teil der Zeit dem Vorlesen der Hausaufgaben in den Kleingruppen gewidmet (Geschichten der Eltern, siehe »Aufgaben für zu Hause«, Sitzung 2). Es hat sich gezeigt, dass diese Übung transformierend wirkt und viel Raum beansprucht.

Übung zum Ankommen

Auch diese Sitzung kann mit einer Übung zum Ankommen beginnen (siehe Sitzung 2).

Was ist seit der vorigen Sitzung geschehen?

Wir beginnen mit einer kurzen Fragerunde, in der die Teilnehmer Gelegenheit haben, über eine Veränderung zum Positiven zu berichten.

Es gibt immer Eltern, die bestätigen, dass es zu einer solchen Veränderung gekommen ist, und solche, die sich noch nicht bewegt haben. Wir richten unsere Aufmerksamkeit hauptsächlich auf positive Beispiele:

- Er reagiert ruhig auf eine Mail, in der sie ihn auffordert, in der Gruppe endlich einmal ehrlich zu sein.
- Sie beschließt, ihm die Ausweise der Kinder zu geben und ihm dieses Mal zu vertrauen, um eine Eskalation zu vermeiden.
- Er schickt ihr eine Nachricht, in der er zum Ausdruck bringt, dass er sich aus den destruktiven Mustern befreien und alles daransetzen will, dies zu erreichen usw.

Die Beispiele werden jeweils ausgeleuchtet und gründlich betrachtet. Außerdem werden die Eltern gefragt, ob ihnen an den Kindern etwas aufgefallen ist, ob die Kinder auf den Rückgang der Spannung zwischen ihnen reagiert haben. Einige Eltern berichten daraufhin, die Kinder seien weniger streitsüchtig und fröhlicher gewesen oder hätten nicht mehr über Bauch- bzw. Kopfschmerzen geklagt.

Die Therapeuten können die positiven Resultate hervorheben und sie mit denjenigen von Kindern aus vorherigen Gruppen vergleichen, indem sie darauf hinweisen, dass auch bei ihnen Beschwerden und Sorgen abgenommen hätten. Der Hinweis, dass das Programm anderen Kindern geholfen habe, motiviert Eltern meist sehr dazu, sich ebenfalls zu verändern. Oft möchten sie außerdem nicht hinter denjenigen anderen Eltern, die über positive Entwicklungen berichtet haben, zurückstehen. Darin zeigt sich die besondere Kraft einer Gruppe.

Rückmeldungen von Eltern, die erklären, sie kämen nicht weiter und dafür sei ihr Ex-Partner verantwortlich, wird nicht viel Raum gegeben. Die Therapeuten geben ihnen freundlich zu verstehen, Veränderungen seien generell schwer zu erreichen und erforderten manchmal etwas Zeit.

Oft stellen Eltern auch Fragen über psychische Symptome, die sie bei ihrem Ex-Partner oder bei einem Kind (nie jedoch bei sich selbst!)

beobachtet haben. Wir stellen dann klar, dass sich nur schwer beurteilen lässt, was es damit auf sich hat, solange der Streit zwischen ihnen und ihren Ex-Partnern weiter eskaliert und das Stressniveau so hoch ist; deshalb müsse zuallererst eine Deeskalation stattfinden.

Unsere Sicht stützt sich auf die Beobachtung, dass sich Eltern oft von einer völlig anderen Seite zeigen, wenn der Streit zwischen ihnen nicht mehr alles andere dominiert.

> Einen Vater, bei dem wir den Verdacht hatten, er leide unter einer psychopathologischen Störung, sahen wir mit völlig anderen Augen, als sein Streit mit seiner Ex-Partnerin abgeklungen war und er uns von seinem Schmerz erzählte: Er hatte seinen Sohn im Laufe vieler Monate nur dreimal gesehen, weil die Mutter jedes Treffen zu verhindern versucht hatte. Inzwischen hatte er das Gefühl, er habe im Umgang mit seinem Sohn jede Normalität verloren und werde sie auch nie mehr zurückerlangen.
>
> Eine Mutter, die in ihrer Interaktion mit ihrem Exmann ein sehr extremes Verhalten zeigte, was an eine Borderline-Störung denken ließ, reagierte stets sehr ruhig und klar, wenn sie anderen Gruppenteilnehmern half.

Wir leugnen also keineswegs, dass es bei streitenden Eltern oft Anzeichen für starke Verletzlichkeit, Traumareaktionen und Psychopathologien gibt; wir arbeiten aber immer zuerst an der Deeskalation und an der Verstärkung des Gefühls der Sicherheit. Ist dies gelungen, lichtet sich der Nebel und es zeichnet sich viel klarer ab, ob es noch ungelöste Probleme gibt. Das gilt für die Kinder wie für die Eltern.

Eine Lebensgeschichte für die Kinder

Die Gruppe wird aufgeteilt. Drei Elternpaare und ein Therapeut begeben sich in einen anderen Raum. Bis zur Pause und auch danach lesen die Eltern in diesen beiden Gruppen die Erzählungen für ihre Kinder vor. Sie haben die Texte zu Hause geschrieben und helfen einander in der Gruppe, eine nicht dämonisierende Erzählung zu entwickeln, in der ihr Ex-Partner »heil« bleibt und in der sich die Kinder heimisch fühlen können. Die verfügbare Zeit wird gleichmäßig zwischen den drei Elternpaaren aufgeteilt. Es wird grundsätzlich mit Elternpaaren angefangen, die beide eine Lebensgeschichte geschrieben haben, denn diese Paare nehmen ihre Verantwortung für ihre Kinder ernst. In den meisten Gruppen haben sämtliche Eltern zu Hause eine Erzählung vorbereitet, oft in Form eines Briefs an die Kinder.

Die Eltern, die ihre Geschichten als Erste vorstellen, suchen sich zunächst je einen Buddy, einen Unterstützer, aus. Jeder Elternteil erhält einen Unterstützer an seine Seite. Zwei der übrig gebliebenen Eltern setzen sich auf die Kinderstühle. Sie hören mit den Ohren der Kinder zu. Dann lesen beide Eltern nacheinander ihre Geschichten vor, wobei die Unterstützer ihnen helfen, die Geschichten so zu erzählen, dass sie einander ergänzen. Die Eltern in der Kinderrolle können zum Ausdruck bringen, an welchen Punkten der Geschichte sie sich innerlich ruhig fühlen, indem sie mit ihren Stühlen näher zu den Eltern rücken; werden sie durch die Erzählungen hingegen in Anspannung versetzt, rücken sie mit ihren Stühlen weiter von den Eltern ab. So erhalten die Eltern schon während des Erzählens Feedback darüber, wie ihre Geschichte auf Kinder wirkt.[17]

Ziel ist eine Erzählung, in der sich die Kinder heimisch fühlen können; sie darf unterschiedliche Sichtweisen spiegeln, aber niemals dämonisieren.

Oft gelingt es, vor der Pause zwei Elternpaare ihre Geschichten erzählen zu lassen; das dritte trägt seine Texte dann nach der Pause vor.

Ermuntern Sie die Eltern, die noch keine Geschichte geschrieben haben, dies bis zur nächsten Sitzung nachzuholen, und besprechen Sie mit ihnen, welche Angehörigen ihres Netzwerks ihnen dabei am besten helfen könnten.

Pause

Nach der Pause wird in den Kleingruppen weitergearbeitet, bis alle Eltern zu Wort gekommen sind.

Das Vorlesen der Erzählungen weckt starke Emotionen. Eltern halten oft jahrelang an ihrer Version der Wahrheit fest, die in den meisten Fällen beinhaltet, dass sie selbst sich wenig vorzuwerfen haben, ihrem Ex-Partner aber umso mehr. Sie haben diese Version der Geschichte jahrelang allen, die sie hören wollten, erzählt: Familienangehörigen, Freunden, ihrem neuen Partner und dessen Familie sowie Lehrern, Kollegen und den Kindern. Diese »Wahrheit« hat sich immer stärker verfestigt. Und nun fordern wir sie auf, diese »Wahrheit« loszulassen

17 Mit Dank an Jeroen Wierstra und Erik van der Elst für die kreative Lösung des Einsatzes der Kinderstühle.

und eine neue, die Beziehungen darstellende Erzählung zu entwickeln, die den Rollen beider Eltern gerecht wird und die Bedürfnisse der Kinder einbezieht! Viele Eltern beginnen ihre Beschreibung mit der Beteuerung, dass ihre Beziehung einmal sehr gut angefangen habe; zuerst seien sie ineinander verliebt gewesen, dann hätten sie sich Kinder gewünscht, und als diese gekommen seien, sei ihre Freude groß gewesen. Doch dann sei es zwischen ihnen nicht mehr so gut gelaufen, weil ... Hier sind viele Varianten möglich:

»...weil wir beide sehr viel arbeiten mussten, um für euch und für die kranke Oma zu sorgen, und weil wir deshalb gar keine Zeit mehr für uns hatten, und dadurch haben wir uns auseinandergelebt«;

»... weil wir nach einiger Zeit gemerkt haben, dass wir einfach zu verschieden sind, um gut zusammenleben zu können; Papa mag Fußball und Action-Filme, Mama unterhält sich gern und mag romantische Filme und alle möglichen anderen Dinge, und deswegen haben wir im Laufe der Zeit immer mehr gestritten ...«;

»... weil ich oft ins Ausland reisen musste und Mama sich sehr einsam fühlte; sie hat sich dann mit unserem Nachbarn Joop angefreundet, und, wie ihr wisst, hat sie sich in ihn verliebt. Papa war darüber sehr unglücklich, aber das hat er nicht gesagt, sondern er ist auf Mama sehr wütend geworden, manchmal zu wütend ...«.

Manche Eltern verwenden eine Metapher oder schreiben eine Art Gedicht; auch das ist möglich. Viele Eltern drücken sehr klar aus, dass ihre Kinder keine Schuld haben, dass sie nichts an der Situation ihrer Eltern hätten ändern können, dass die Eltern sie immer geliebt haben und immer lieben werden und dass sich daran nichts geändert hat. Die Eltern auf den Kinderstühlen rücken dann näher zu ihnen und zeigen, wie schön es für sie ist, das zu hören.

Manchmal gelingt es Eltern nicht völlig, Dämonisierung zu unterlassen. Eine Mutter hielt einmal einen regelrechten Vortrag über die schwierige Kindheit des Vaters, der von seinen Eltern keine Liebe bekommen habe, deshalb psychisch erkrankt sei und infolgedessen selbst keine Liebe habe geben können. Daran sei ihre Ehe letztlich gescheitert. Die Eltern auf den Kinderstühlen rückten von ihr ab, aber die Unterstützer halfen ihr schließlich, die Geschichte so zu erzählen, dass nicht alles dem Vater angelastet wurde und der relationale Aspekt besser zum Ausdruck kam.

Wenn alle Eltern ihre Geschichten vorgelesen haben, kommt die Gruppe wieder zusammen.

Manchmal bleibt noch Zeit für eine letzte Informationsrunde. Aber oft haben die Eltern schon genug zu verarbeiten und möchten lieber noch ein wenig zwanglos zusammensitzen und sich austauschen, statt sich Informationen über Traumata und das Stress-System anzuhören. Diese erhalten sie dann per E-Mail zugeschickt, verbunden mit der Bitte, sie gründlich zu lesen und in ihrem Netzwerk zu besprechen. In der vierten Sitzung kommen wir auf dieses Thema zurück und reflektieren noch einmal gemeinsam darüber.

Information über Traumata, Konflikte und das Stresssystem

Ist die Gruppe noch aufnahmefähig, erläutert einer der Therapeuten, wie es zur Eskalation von Konflikten kommen kann und wie frühere Erlebnisse, das Stress-System und Emotionen wie Wut und Angst einen Konflikt beeinflussen können.

Elternpaare, die in eine hochkonflikthafte Trennung oder Scheidung verwickelt sind, haben sich oft an einem Punkt getrennt, an dem sie einander kaum noch als positiv erleben konnten. Manchmal sind heftige Streitereien vorausgegangen, bei denen psychische oder sogar physische Gewalt, oft vonseiten beider Beteiligten, im Spiel war. Oder ein Partner hat sich zur Trennung entschlossen, wohingegen der andere dies absolut nicht wollte und sich verraten fühlte; Letzteres kommt insbesondere dann vor, wenn der Trennungswunsch durch das Auftauchen eines neuen Partners akut wird. Das Gefühl, ausgetauscht zu werden, ist für viele Menschen sehr schmerzhaft und kann auch Kindheitserlebnisse reaktivieren. Nicht selten ist ein neuer Partner zu allem Überfluss ein guter Freund oder ein guter Nachbar. Dadurch kann das Gefühl, verraten worden zu sein, noch verstärkt werden.

Bei vielen hochkonflikthaften Trennungen nehmen die schmerzhaften Erlebnisse im Laufe der Zeit nicht ab, sondern eskalieren und erfassen allmählich ein größeres soziales Netzwerk.

Eltern, die am Programm *Kinder aus der Klemme* teilnehmen, haben oft in ihrer eigenen Kindheit sowie in der Beziehung und in Zusammenhang mit der Trennung viel Schmerzhaftes erlebt. Das Verhalten des Partners kann ihren Schmerz oft sehr schnell reaktivieren.

Dieses Verhalten fungiert dann als störender Trigger, der zunächst entweder Gereiztheit oder erhöhte Wachsamkeit hervorruft. Gereiztheit entwickelt sich zunächst zu Wut, steigert sich dann zu Tobsucht, und schließlich rasten die Betroffenen völlig aus. Im Falle von Angst entsteht zunächst erhöhte Wachsamkeit, dann Panik, und zuletzt rastet auch dieser Typus aus. Oft liegt auch eine Mischung aus Angst und Wut vor.

Gelingt es nicht rechtzeitig, eine Beruhigung zu erreichen, und die Eskalation setzt sich durch, wird der Körper in einen Alarmzustand versetzt. Der Blutdruck steigt, der Herzschlag beschleunigt sich, die Muskelspannung und die Ausschüttung von Stresshormonen nehmen zu, die Atmung konzentriert sich auf den oberen Bereich des Brustkorbs und wird schneller. Der Teil des Gehirns, der das Überleben sichert, wird aktiviert. Diese Reaktion versetzt den Körper in die Lage, sich zu verteidigen. Er ist bereit zu kämpfen, zu fliehen oder zu erstarren. In bestimmten Situationen ist das angemessen. Bei einem Überfall muss man blitzschnell einschätzen können, ob man den Angreifer beispielsweise mit einer Eisenstange abwehren kann, ob es noch Fluchtchancen gibt oder ob man sich besser tot stellt, um der Gefahr zu entgehen. Bei Beziehungsproblemen helfen diese Reaktionen jedoch nicht, sondern wirken destruktiv. Kampf, Flucht und Erstarren verstärken die destruktiven Muster, über die wir bereits gesprochen haben, und gefährden das Gefühl der Sicherheit bei den Kindern wie bei den Eltern (siehe Abbildung 5).

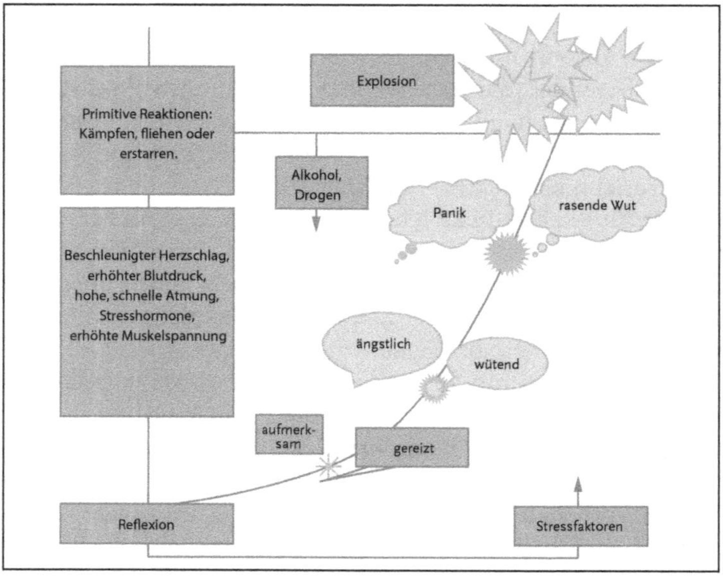

Abb. 5: Eskalierende Konflikte (van Lawick 2014)

Wie schnell und mit welcher Wucht Gefühle und Verhalten eskalieren, hängt vom Toleranzfenster *(window of tolerance)* ab, dem Spielraum, innerhalb dessen Menschen ihre Emotionen regulieren und mit anderen in Verbindung bleiben, zuhören und zu Lösungen gelangen können.

Wenn aufgrund eines Traumas oder eines anderen emotionalen Schmerzes die Möglichkeiten, Gefühle zu regulieren, nicht besonders groß sind, das Toleranzfenster also klein ist, verfallen Menschen schneller in eine Kampf-, Flucht- oder Erstarrungsreaktion.

Es ist bekannt, dass schwer Traumatisierte zu heftigen Reaktionen neigen, wenn sie sich bedroht fühlen. Ihr Alarmsystem reagiert sehr empfindlich.

Die Eltern in der Gruppe haben in der Beziehung zu ihrem Ex-Partner in der Regel viel Schmerzhaftes erlebt, auch noch nach der Trennung. Manchmal sind in der Partnerbeziehung eindeutig traumatisierende Erlebnisse vorgekommen, beispielsweise wenn einer der Partner oder sogar beide gewalttätig geworden sind. Und manchmal sind, wie schon an anderer Stelle erwähnt wurde, auch traumatische Erlebnisse aus der Kindheit mit im Spiel.

Bei Eltern mit solchen Erfahrungen wird das Alarmsystem sehr leicht aktiviert. Sie werden schnell wütend oder bekommen schnell Angst, was wiederum beim anderen – eventuell ebenfalls empfindlichen Ex-Partner – eine starke Reaktion hervorruft. Deshalb ist es so wichtig, dass sie zu deeskalieren und sich rechtzeitig zu beruhigen lernen.

Hatten Menschen in ihrer Kindheit viele traumatische Erlebnisse oder war ihre Partnerbeziehung über längere Zeit destruktiv und gewalttätig, können sie Gedanken über sich selbst entwickeln, die schnell starke Emotionen hervorrufen. Solche »negativen Kerngedanken« treffen meist nicht oder nur teilweise zu. Das ist dem Betreffenden oft auf rationaler Ebene bewusst, aber die entsprechenden Gedanken werden bei ihm trotzdem immer wieder ausgelöst, unmittelbar gefolgt von heftigen Emotionen.

Beispielsweise kann ein Vater ohne jeden Kontakt zu seinem eigenen Vater aufgewachsen sein. Er hat dann vielleicht einen negativen Kerngedanken entwickelt wie: »Väter scheinen für Kinder nicht wichtig zu sein; ich bin ein Vater, deshalb bin ich nicht wichtig.« Macht der andere Elternteil dann eine Bemerkung über die Beziehung des Mannes zu seinen Kindern, wird als Erstes der Gedanke über die vermeintliche Unwichtigkeit des Vaters aktiviert, verbunden mit entsprechenden starken Emotionen. Damit verlässt der Vater den Bereich seines *Toleranzfensters* und kann deshalb nicht mehr gut zuhören und reflektieren. Er kann sich nicht mehr in andere einfühlen, sondern kämpft, flieht oder erstarrt.

Für diesen Vater ist es gut zu wissen, dass er sich in solchen Fällen besser erst einmal beruhigt und dann nachfragt, was eigentlich gemeint war.

Die Information zum Thema *Eskalation und Toleranzfenster* wird mit der ersten Erläuterung über destruktive Muster verbunden und es wird abermals unterstrichen, dass die Kinder darin gefangen sind. Eltern wollen nicht, dass ihre Kinder in ebenso schmerzhafte Beziehungen geraten wie sie selbst. Somit haben sie ein starkes Motiv zu lernen, sich rechtzeitig zu beruhigen, Eskalation zu erkennen und beziehungsfördernd und reflektierend zu reagieren, wodurch die Verbindung erhalten bleibt.

Diese Erklärung hilft vielen Eltern, ihre Reaktionen einzuordnen. Sie werden dadurch »entschuldigt« und ihnen wird klar, warum Menschen in einer bestimmten Weise auf Schmerz reagieren. Den Eltern wird aber auch bewusst, dass sie – damit ihre Kinder sich nicht in den gleichen destruktiven Spiralen und traumatisierenden Erfahrungen verstricken – lernen müssen, sich zu beruhigen und erst zu reagieren, wenn sie wieder in der Lage sind zu reflektieren.

An dieser Stelle ist es angebracht, Haim Omer und seine Methode des gewaltlosen Widerstands (2007) zu erwähnen. Dieser Autor vertritt den Standpunkt, dass Eltern innerlich abkühlen müssen, bevor sie mit ihren Kindern interagieren können: »Schmiede das Eisen, wenn es kalt ist.«

Interaktives Gruppengespräch

Auf die Übermittlung der Informationen kann ein interaktives Gruppengespräch folgen. Die Therapeuten fragen die Eltern, ob sie etwas von dem Beschriebenen bei sich selbst wiedererkennen, und fordern sie auf, sich darüber auszutauschen.

Aufgaben für zu Hause

Die Eltern erhalten eine Zusammenfassung der übermittelten Informationen per E-Mail, verbunden mit der Bitte, diese an ihr Netzwerk weiterzuleiten und mit dessen Angehörigen zu besprechen (siehe Anhang 6).

Darin besteht auch die Hausaufgabe: Alle Eltern werden gebeten, auf die eigenen Reaktionen, auf eskalierendes Verhalten und auf das eigene *Toleranzfenster* zu achten. Wie empfindlich ist das Alarmsystem eingestellt? Können Sie dies auch Angehörigen Ihres Netzwerks erklären?

Außerdem werden die Teilnehmer gebeten, zu Sitzung 4 drei Symbole mitzubringen, die ein Kompliment für den andern Elternteil bezüglich der Art, wie er die gemeinsamen Kinder betreut, beinhalten.

Zum Schluss werden die Eltern gebeten, auf destruktive Muster zu achten und möglichst nicht erneut in sie zu verfallen und eventuell außerdem die Erzählung für die Kinder unter Berücksichtigung des Feedbacks der übrigen Gruppenteilnehmer weiterzuentwickeln.

Abschluss

Mit einem abschließenden Wort, siehe Sitzung 1, oder auf eine andere kreative Weise diese Sitzung beenden.

Sitzung 4

Nach der »Übung zum Ankommen« (siehe vorangegangene Sitzung) werden alle Eltern gefragt, ob sie sich zwischenzeitlich über ihre eigenen Trigger, ihr eskalierendes Verhalten und ihr Toleranzfenster klar geworden sind. Eigene Beispiele können hierzu gerne angeführt werden.

Erläuterung der mitgebrachten Symbole

Anschließend dürfen die Eltern die mitgebrachten Symbole, die ein Kompliment bezüglich des Ex-Partners zum Ausdruck bringen, näher erläutern.

Es wird klargestellt, dass es sehr wichtig ist, positive Gedanken über den anderen Elternteil bewusst zuzulassen. Dies muss sich nicht auf die Gefühlsebene beziehen – positive Gefühle lassen sich nicht erzwingen; Gedanken hingegen kann man steuern, und positive Gedanken dem Ex-Partner gegenüber sind die Voraussetzung dafür, dass man ihn wieder als ganzen Menschen mit guten und schlechten Seiten sehen kann.

Für die Kinder wie für den Elternteil selbst und für das gesamte Netzwerk ist es wichtig, die eingeengte Vorstellung vom anderen, seine Reduzierung zu einer Art Dämon, aufzulösen. Auch dies hilft, die Dämonisierung zu überwinden. Und es hilft, wieder mehr Vertrauen zum anderen zu entwickeln. Kein Mensch ist nur negativ. Die meisten Eltern in der Gruppe sind »gut genug«, aber niemals ist jemand perfekt.

> Ein Vater namens Oran bringt einen Kochlöffel, einen Schreibblock und einen Gummiring mit. Er erzählt, die Mutter Ellen koche gut für die Kinder, sie schreibe sich alles auf, denke an alles und könne sich sogar dann flexibel verhalten, wenn seine Arbeitszeiten sich änderten. Ellen hat einen Ball, einen Smiley und eine CD mitgebracht. Sie erklärt, Oran könne mit seinem Sohn so schön Fußball spielen, er lache oft und liebe Musik, und all dies gebe er den Kindern weiter.

Manche Eltern haben nur ein oder zwei Symbole mitgebracht. Während dieser Komplimenterunde ist die Atmosphäre in der Gruppe oft fröhlich und leicht. Ist ein Elternteil noch völlig blockiert und hat sich keine Beispiele für positive Seiten des Ex-Partners ausdenken können, können andere Eltern oft helfen, weil sie das betreffende Gruppenmitglied mittlerweile schon besser kennen.

Pause

Nach der Pause beschäftigen sich die Eltern mit den eigenen Problemen, mit der Frage, an welchen Punkten sie sich immer wieder festfahren.

Das Arbeiten an den eigenen Problemen wird in den Sitzungen 5 und 7 weiter vertieft.

Im Mittelpunkt steht hier, wie Eltern in Bewegung kommen und/oder neue Lösungen für alte Probleme finden können, an denen sich immer wieder Streit entzündet. Die Gruppenmitglieder helfen einander aktiv bei ihrer Bemühung, aus der Sackgasse zu gelangen.

Es gibt verschiedene Möglichkeiten, in der Gruppe an diesen Problemen zu arbeiten. Im Folgenden werden einige davon beschrieben. Darüber hinaus steht es jedem Therapeutenteam frei, selbst zusätzlich neue Möglichkeiten zu entwickeln.

Innenkreis/Außenkreis

Im Rahmen dieser Übung kann man Themen, die für alle Gruppenteilnehmer relevant sind, aufgreifen.

Die Hälfte der Gruppe bildet einen Innenkreis. Dabei darf kein reiner Frauen- oder Männerkreis entstehen. Der Innenkreis spricht über ein Thema, beispielsweise darüber, wie man mit dem neuen Partner des Ex-Partners umgehen soll. Die Therapeuten halten sich im Hintergrund, versuchen aber, die Eltern zum Austausch von Erfahrungen und Meinungen anzuregen.

Der Außenkreis hat die Aufgabe, zuzuhören und festzustellen, was das Gespräch bei seinen Mitgliedern hervorruft und welche Gedanken bei ihnen aufkommen.

Nachdem der Innenkreis eine Weile, etwa sieben Minuten lang, über die mit starken Emotionen verbundene Frage gesprochen hat, werden die Rollen getauscht: Der Außenkreis wird zum Innenkreis und umgekehrt. Nun setzen sich die Eltern, die noch nicht gesprochen haben, mit dem Thema auseinander und äußern ihre Gefühle und Gedanken. Eventuell können die Therapeuten eine zusätzliche Frage aufwerfen, beispielsweise: »Hoffen Sie, dass Ihr Kind eine gute Beziehung zur Stiefmutter oder zum Stiefvater entwickelt?« Je nach Intensität der Situation können die Gruppen mehrmals ihre Rollen tauschen. Meist entwickelt sich ein reger Austausch über die aufgeworfene Frage, indem verschiedene Ansichten zum Ausdruck gebracht und rigide Dichotomien vermieden werden.

Beweg dich!

Diese Übung ist für die ganze Gruppe lehrreich und nützlich. Ein Elternpaar trägt ein Problem vor, mit dem es allein nicht fertig wird.

Beispiel: Ein Sommerferienproblem

Er hat für seine neue Partnerin und seine Kinder eine Pauschalreise in die Türkei gebucht, von der er samstags zurückkehren wird. Die Ferien der Mutter mit ihren Kindern beginnen genau an diesem Samstag und sie hat damit gerechnet, dass die Kinder Freitagabend bei ihr schlafen, sodass sie Samstagmorgen früh zum Camping-Urlaub nach Frankreich aufbrechen können, wo sie ab Samstag einen Platz reserviert hat. Sie will zusammen mit ihrer Freundin und deren Kindern fahren, und diese gehen davon aus, Samstagfrüh loszufahren.

Er hat das günstige Pauschalangebot in dem Glauben gebucht, er könne die Kinder am Samstagabend zu seiner Exfrau bringen; darin hatte er kein Problem gesehen und nun kann er beim besten Willen nichts mehr an der Buchung ändern.

Sie ist der Meinung, sie habe sich immer schon an seine Vorstellungen angepasst, und hält die Terminüberschneidung für einzig und allein sein Problem, denn sie findet, dass er sich an Verabredungen und an einen Zeitplan halten müsse. Sie ist nicht gewillt, ihre Freundin zu bitten, später loszufahren, denn sie hat ihre Pläne auf diesen Tag und diese Woche ausgerichtet.

Beide weichen keinen Schritt von ihrem Standpunkt ab. Die Kinder leiden. Eine Tochter hat gesagt: »*Die Sommerferien können mir gestohlen bleiben.*«

Ausführung

Die Eltern sitzen in einem gewissen Abstand und leicht einander zugewandt nebeneinander. Beide Eltern dürfen aus der Gruppe einen Unterstützer wählen. Dieser setzt sich neben sie und erhält den Auftrag, seinen Elternteil zu unterstützen, ihm aber auch zu helfen, in Bewegung zu kommen, damit eine Lösung gefunden werden kann. Die Unterstützer versetzen sich in den Elternteil, den sie unterstützen, versuchen aber auch, den anderen Elternteil zu verstehen.

Vier andere Eltern setzen sich auf die kleinen Kinderstühle in der Mitte des Kreises. Sie versetzen sich in die Kinder der beiden aktiven Eltern und erhalten den Auftrag, ihre Aufmerksamkeit auf das zu richten, was sie fühlen und denken, während die beiden Eltern miteinander reden. Wenn sich die Eltern streiten und die »Kinder« spüren, dass der Stress zunimmt, rücken sie mit ihren Stühlen zurück. Bemühen sich die Eltern konstruktiv um eine Lösung, die auch die Kinder als gut empfinden, rücken sie mit ihren Stühlen nach vorn, näher zu den Eltern hin. So erhalten die Eltern direktes Feedback bezüglich ihrer Kommunikationsweise und ihres Verhaltens.

Die vier übrigen Eltern werden aufgefordert, gut zuzuhören und zu spüren, was sie wiedererkennen und was bei ihnen mitschwingt, weil es Teil ihrer eigenen Situation ist, während die Eltern sich auseinandersetzen. Was erkennen sie, was ist anders? Können sie den Eltern aus eigener Erfahrung etwas sagen?

Die Therapeuten bitten die beiden Eltern, die sich mit einem Problem auseinandersetzen wollen, anzufangen. Es geht darum, dass sie sich in Bewegung setzen, damit ihre Kinder wieder mehr Raum haben und damit sie gemeinsam eine Lösung finden. Die Therapeuten wissen nicht, wie eine Lösung aussehen könnte, gehen aber davon aus, dass die Eltern mithilfe der Gruppe eine Lösung erreichen können.

Dann beginnen die Eltern mit der Arbeit.

Die Mutter erklärt noch einmal, weshalb sie am Samstagmorgen losfahren muss, und sie ist der Meinung, dass er dafür sorgen muss, dass die Kinder dann bei ihr sind, so wie sie es verabredet hatten. Der Vater erwidert, das sei gar nicht möglich, weil er eine organisierte Reise gebucht habe. Einzeltickets für eine frühere Rückreise zu buchen sei wahrscheinlich unmöglich und koste außerdem Tausende von Euros, die er nicht habe, wie sie selbst nur zu gut wisse. Sie pariert, er hätte früher daran denken müssen; sie habe sich oft genug angepasst, schon als sie noch zusammen gewesen seien, und sie gedenke das nicht mehr zu tun.

Während die Eltern sich streiten, rücken die »Kinder« von ihnen ab.

Der Therapeut unterbricht die Diskussion und bittet die Kinder zu sagen, was sie fühlen: »Ich habe gar keine Lust mehr, in Ferien zu fahren«; »Was für ein Gelaber!«; »Ich will hier weg!«; »Ich werde sauer auf alle beide!«

Die Eltern hören die Kinderstimmen und können dann mit ihrem Disput fortfahren. Oft wird der Ton daraufhin schon etwas versöhnlicher.

Der Vater sagt, er verstehe, dass sie sich über die Situation ärgere, und er hätte tatsächlich mit ihr besprechen müssen, was er vorgehabt habe. Die Mutter sagt, sie sehe ein, dass die Situation für ihn unangenehm sei, wolle dieses Problem aber nicht für ihn lösen.

Dann dürfen die Unterstützer mit den Eltern sprechen, sie unterstützen und ihnen helfen, sich zu bewegen. Die vier Eltern, die hinter den »Kindern« sitzen, werden gefragt, ob sie aus ihrer eigenen Situation heraus etwas hinzufügen wollen. Kommentare von Eltern sind oft überraschend und manchmal auch sehr humorvoll. Eine Mutter sagt:

»Das kommt mir sehr bekannt vor, wie du etwas als unabänderlich hinstellst. Du sagst, du hättest keine Wahl, aber tatsächlich kannst du auch einfach nicht in die Türkei fahren«, oder: »Wir hatten dieses Problem letztes Jahr auch und ich habe die Kinder einfach selbst zum Campingplatz gebracht. Dann sind sie zwar erst einen Tag später dort, aber ihre Mutter kann schon losfahren«.

Mithilfe der Unterstützer und der übrigen Eltern beginnen die aktiv arbeitenden Eltern mit der nächsten Gesprächsrunde.

Oft ist es nützlich, wenn Eltern zunächst einmal Verständnis dafür signalisieren, wie der Ex-Partner die Situation erlebt. Der Vater sagt:

> »Ich verstehe, dass dich das nervt. Hast du eine Idee, was ich tun könnte, damit du damit einverstanden bist, dass du erst einen Tag später abreisen kannst?« Die Mutter: »Darüber muss ich einmal kurz nachdenken. Ich muss auch mit meiner Freundin darüber sprechen. Aber die Kinder müssen sich auf den Sommer freuen können. Also müssen wir eine Lösung finden.«

Die »Kinder« rücken mit ihren Stühlen etwas näher. Die Therapeuten fordern sie auf, sich über die Situation zu äußern:

> »Das fühlt sich zwar schon besser an, aber ich traue dem Braten noch nicht. Wie genau soll es denn nun weitergehen?«; »Ich bekomme wieder mehr Luft«; »Ich bin müde«.

Anschließend bitten die Therapeuten die Unterstützer, die Lösung in der Rolle der beiden Eltern vorzuspielen. Aus ihrer Perspektive als Unterstützer haben sie oft einen viel besseren Überblick über die vorhandenen Möglichkeiten, weil sie selbst nicht in den destruktiven Mustern und negativen Attributionen gefangen sind. Sie können für die Position des anderen Partners Verständnis aufbringen und so helfen, die Spannung zu verringern. Sie stellen im Rollenspiel eine mögliche Lösung dar, beispielsweise dass der Vater die Kinder, nachdem sie aus der Türkei zurück sind, am Sonntag zum Campingplatz der Mutter und ihrer Freundin bringt.

Die Eltern dürfen noch eine letzte Runde absolvieren. Manchmal gelingt es ihnen auf diese Weise, das Problem aufzulösen.

> Im beschriebenen Beispielfall einigten sich die Eltern auf den Kompromiss, dass die Mutter einen Tag später abreisen würde und die Kinder zum Ausgleich zusätzlich das letzte Ferienwochenende bei ihr verbringen würden.

Manchmal ist die Zeit zu kurz oder die Eltern wollen noch etwas länger über die Situation nachdenken oder mit anderen zu Hause darüber sprechen. Dann können die Therapeuten resümieren:

> »Sie haben sehr hart gearbeitet, und wir hoffen, dass Sie sich noch weiter aufeinander zubewegen werden, denn so, wie die Situation jetzt ist, bleiben die Kinder weiter der angespannten Lage ausgesetzt, und das ist nicht gut für sie. Es kostet sie viel Kraft, die sie eigentlich dringend für andere wichtige Dinge im Leben brauchen. Vielleicht können Sie diese Woche noch einmal zusammenkommen, um die Sache zum Abschluss zu bringen. Wir würden bei unserem nächsten Treffen gern hören, worauf Sie sich geeinigt haben und wie Sie diese Lösung Ihren Kindern verständlich machen wollen.«

In ähnlicher Weise wird an den Problemen vieler anderer Elternpaare gearbeitet; manchmal sind alle Paare bereit, auf diese Art an etwas zu arbeiten, es gibt aber hin und wieder auch Elternpaare, die sich nicht beteiligen wollen.

Alle Eltern lernen durch die Arbeit etwas: die Eltern, die selbst aktiv nach einer praktikablen Lösung suchen; die Eltern, die andere Eltern unterstützen, sie aber auch ermuntern, in Bewegung zu kommen; die Eltern auf den Kinderstühlen; die Eltern, die über ihre eigene Situation reflektieren. Sie alle sind intensiv beteiligt und beschäftigen sich mit der Situation der Eltern, die ihr Problem in die Gruppe eingebracht haben, und mit den verschiedensten eigenen Problemen.

Für die Haltung der Therapeuten sind Präsenz, Verlässlichkeit, Unterstützung und permanenter Beistand charakteristisch.

> »Sie müssen sich einigen, weil Sie sonst Ihre Kinder aufgeben und das ist keine Option.«

So regen die Therapeuten die Eltern immer wieder dazu an, sich ins Land der Möglichkeiten zu begeben. Sie glauben daran, dass es immer Möglichkeiten gibt.

Ein Zen-Meister, der einmal an einem unserer Trainings teilnahm, sagte, dies sei eine Art *Koan*, weil wir die Eltern aufforderten, ein als unlösbar dargestelltes Problem auf der Stelle zu lösen. Ein Beispiel für ein *Koan* ist: *»Wie klingt das Klatschen einer Hand?«* Fragen wie diese helfen Menschen, aus der Begrenzung bekannter Strukturen herauszutreten, und genau das ist nötig.

In den Gruppen kommen sehr unterschiedliche Probleme zur Sprache: Geld, der Verkauf eines Hauses, Probleme beim Umgang mit den Kindern und entsprechende Regelungen. Fast alles kann zum Thema eines neu beginnenden Dialogs werden.

Manchmal entscheidet sich ein Therapeut nach einer Beratung mit seinen Kollegen dafür, ein bestimmtes Problem nicht auf die sich anbahnende Weise in der Gruppe besprechen zu lassen. Das kann beispielsweise der Fall sein, wenn ein Elternteil seinen Kampf um das alleinige Sorgerecht in der Gruppe zu thematisieren versucht. Oder wenn jemand die Gruppe dazu bringen will, zu bestätigen, dass der Ex-Partner lügt. Die Therapeuten können dem Elternteil dann helfen, das Problem in ein behandelbares umzuwandeln oder ein anderes Thema auszuwählen.

Im günstigen Fall kann diese Vorgehensweise viel bewirken.

Eine Mutter warf ihrem Ex-Partner vor, er schulde ihr eine hohe Summe Alimente. Ihr war klar, dass er das Geld nicht würde aufbringen können; sie selbst kam seit zwei Jahren ganz gut über die Runden und sie sah ein, dass der seit acht Jahren laufende Rechtsstreit keinem von ihnen etwas einbrachte. Ihr freimütiges Eingeständnis veranlasste ihn dazu, selbst auch ein paar Schritte auf sie zuzugehen, wodurch eine positive Entwicklungsspirale in Gang gesetzt wurde. So etwas mitzuerleben wirkt sich sehr motivierend auf andere Eltern aus.

Ein Vater erklärte sich mit dem Verkauf des gemeinsamen Hauses einverstanden, um die Überwindung eines finanziellen Engpasses zu ermöglichen.

Ein getrenntes Elternpaar einigte sich darauf, nicht mehr über die Medikation des gemeinsamen Sohnes zu streiten, sondern den Hausarzt darüber entscheiden zu lassen.

Die Therapeuten regen die Gruppenteilnehmer dazu an, einander zu helfen; sie sorgen für eine zuverlässige Struktur, verzichten aber völlig auf inhaltliche Vorschläge und Kommentare jeder Art.

Je nachdem, wie viel Zeit übrig ist, können weitere Paare an ihren jeweiligen Problemen arbeiten (meist ein bis zwei).

Aufgaben für zu Hause

Im Folgenden sind verschiedene mögliche Aufgabenstellungen aufgelistet.

- Arbeiten Sie weiter am Wiedererkennen, Unterbrechen und Verändern der destruktiven Muster.
- Überlegen Sie mit Ihrem Netzwerk, welche Probleme Sie in einer der folgenden Sitzungen behandeln wollen. Sprechen Sie auch darüber, wie Sie dies tun können, sodass wirklich Fortschritte erzielt werden können.
- Denken Sie darüber nach, was Sie in diesem Projekt von anderen Eltern lernen und wie sie dies in Ihrer Präsentation in Sitzung 6 zum Ausdruck bringen können.
- Denken Sie darüber nach, was Sie Ihren Kindern für die Zukunft wünschen und wie Sie auch das in Ihre Präsentation in Sitzung 6 einbeziehen können.
- Behalten Sie Ihre eigenen verletzlichen Punkte und die der anderen im Blick; versuchen Sie, Eskalationen zu vermeiden und nett zu sein, auch wenn es Ihnen schwerfällt.
- Versuchen Sie, den anderen Elternteil als »gut genug« wahrzunehmen.
- Kinder sagen immer wieder, sie wünschten sich, ihre Eltern würden wieder »normal« miteinander umgehen. Denken Sie darüber nach, was die Kinder damit meinen könnten.
- Üben Sie sich im Loslassen und Akzeptieren.
- Haben Sie den Mut zu glauben, dass es auch anders gehen kann und dass Sie Ihren Streit mit dem Ex-Partner begraben können. Stellen Sie sich dies als Bild vor, das zeigt, wie Ihre Kinder es sehen würden.
- Bitten Sie Menschen, die Ihnen nahestehen, um Unterstützung oder darum, Ihnen die Kraft zu geben, dies durchzuhalten. Erklären Sie ihnen auch, wie sie Sie unterstützen können natürlich auf eine für Ihre Kinder günstige Weise.
- Schauen Sie mit den Augen Ihres Kindes und machen Sie diese Perspektive zur Orientierung für Ihr Handeln.

Abschluss

Mit einem abschließenden Wort, siehe Sitzung 1, oder auf eine andere kreative Weise diese Sitzung beenden.

Sitzung 5

Übung zum Ankommen

Die Sitzung kann wieder mit einer Übung zum Ankommen beginnen.

Hausaufgaben besprechen

Anschließend berichten die Eltern in einer kurzen Runde, wie es ihnen mit der Hausaufgabe, den anderen Elternteil als »gut genug« wahrzunehmen, »normal miteinander umzugehen«, sich nicht mehr zu bekämpfen, ergangen ist. Außerdem wird auch immer nach den destruktiven Mustern gefragt sowie danach, ob es zu Eskalationen gekommen ist und ob es gelungen ist, diese zu unterbrechen, ob den Kindern anzumerken ist, dass sich ihre Eltern mit diesen Dingen beschäftigen, ob sie die Möglichkeit hatten, mit Angehörigen ihres Netzwerks darüber zu sprechen.

Zugleich wird aber auch klargestellt, dass die Zeit nun darauf verwendet werden sollte, das, was die Eltern gelernt haben, auf konkrete Probleme anzuwenden. Dann wird festgestellt, welche Eltern Probleme einbringen wollen, und die Zeit wird so eingeteilt, dass alle Eltern, die diese Möglichkeit nutzen wollen, Gelegenheit dazu erhalten.

Die Sitzung verläuft weiter, wie es bezogen auf Sitzung 4 für die Zeit nach der Pause beschrieben wurde.

Sitzung 6

Übung zum Ankommen

Die Sitzung kann mit einer Übung zum Ankommen beginnen. In dieser Sitzung führen die Kinder den Eltern ihre Präsentation vor und nach der Pause folgen die Präsentationen der Eltern für ihre Kinder.

Die Präsentation der Kinder für die Eltern

Die Eltern versammeln sich im Elternraum und bereiten sich dort gemeinsam auf die Präsentationen vor. Eltern und Therapeuten vereinbaren, die Kinder in jedem Fall zu unterstützen, weil die Kinder sich bei ihrer Präsentation sehr verletzlich machen. Dazu gehört, dass die Eltern sich, wenn sie sehr emotional werden – was oft vorkommt –, so weit im Griff behalten, dass sowohl die Kinder als auch sie selbst damit umgehen können. Wenn Eltern stark zu weinen anfangen, fühlen sich ihre Kinder oft schuldig und meinen, sie müssten für den betreffenden Elternteil sorgen. Manchmal brechen Eltern auch in sehr lautes Lachen aus und erschrecken ihre Kinder damit. Von den Eltern wird in dieser Situation erwartet, dass sie für ihre Kinder da sind und gemeinsam dafür sorgen, dass eine Atmosphäre der Sicherheit aufrechterhalten bleibt.

Die Kinder bereiten sich gleichzeitig in ihrem Raum auf ihre Präsentationen vor. Je nachdem, was sie sich ausgedacht haben, wird der Raum für eine Theatervorstellung oder eine Ausstellung hergerichtet.

Nach etwa zehn Minuten begeben sich die Eltern in den Kinderraum, wo sie zusammen mit ihren Therapeuten zu Gast sind. Die Kinder sorgen oft sehr gut für ihre Eltern, indem sie für diese Plätze freihalten und darauf achten, dass alle einen guten Platz bekommen. Es folgt die Präsentation der Kinder. In einigen Gruppen haben Kinder einen Film mit dem Thema »Was macht es mit dir, wenn deine Eltern nach der Trennung weiter streiten?« gedreht. Andere Kindergruppen entscheiden sich für eine Ausstellung unter Einbeziehung verschiedener Medien wie Fotos, Graffiti, Filmclips, Musik und Tanz. In diesem Fall sind die Kinder die Führer, geleiten die Eltern durch die Ausstellung und erläutern ihnen die Kunstwerke.

Oder die Therapeuten haben künstlerische Äußerungen der Kinder auf Video aufgenommen und führen den Eltern einen Zusammenschnitt derselben vor.

In einer Gruppe ist einmal ein Film nach einem Skript gedreht worden, das vollständig von den Kindern geschrieben wurde. Ein Zwillingspaar wollte sich nicht an der Darstellung beteiligen, hatte aber sehr passende Musik für den Film ausgesucht. Zwei ältere Kinder erklärten nach der Filmvorführung in einem Interview, worum es in dem Film ging und was sie mit ihrer Darstellung beabsichtigt hatten.

Nach der Präsentation erhalten die Kinder Applaus. Ihnen ist nach einer solchen Darbietung immer die Erleichterung anzusehen; für sie ist die gesamte Situation ungeheuer spannend.

Nach der Präsentation sitzen Eltern und Kinder noch kurz in ihren jeweiligen Räumen zusammen, um sich über das Geschehene auszutauschen, die Eltern im Elternraum, die Kinder im Kinderraum, nicht beide Gruppen zusammen. Dies verhindert, dass unpassende oder zu emotionale Reaktionen in der Pause geäußert werden.

Manche Eltern sind sehr still. Wir haben im Laufe der Zeit herausgefunden, dass es sich dabei um ein Verstummen aus Scham handelt. Einige Eltern werden sehr traurig. Ein Vater brach einmal in Tränen aus und konnte kaum aufhören zu weinen und andere Eltern fingen ebenfalls zu weinen an. Auch Therapeuten sind manchmal sehr betroffen und zeigen dies auch. Gruppen erleben solche Reaktionen meist als sehr unterstützend.

Kinder halten ihren Eltern oft einen sehr konfrontativen Spiegel vor. Manche Eltern lassen erst aufgrund der Präsentation ihrer Kinder wirklich an sich heran, was ihr Trennungsstreit bei ihren Kindern anrichtet.

> Ein Sohn, der wegen anhaltender Kopfschmerzen und häufigem Fernbleiben vom Unterricht schon oft bei Spezialisten und stationär in Behandlung gewesen war, hatte ein Poster produziert, auf dem zu lesen war: *»Ich leide darunter, dass Ihr einander SCHWARZ macht. Das macht mir Stress, und durch Stress komme ich unter Anspannung, und durch Anspannung bekomme ich Kopfschmerzen, und weil ich mich bei Kopfschmerzen nicht konzentrieren kann, bin ich nicht gut in der Schule.«*

Andere Kinder stellten den Streit ihrer Eltern und das, was er bei ihnen bewirkte, in Form von Fotocollagen dar: dass die Auseinandersetzungen sie traurig und wütend machten und ihnen Angst einjagten.

> Diese Emotionen stellten drei Mädchen (aus verschiedenen Familien) im Alter von 4, 8 und 11 Jahren in Form von Tänzen dar. Sie führten einen Tanz der Trauer mit trauriger Musik, einen Tanz der Angst mit furchteinflößender Musik und einen »unheilvollen Tanz« mit »unheilverkündender Musik« auf. Zum Schluss führte die Elfjährige einen »Tanz des Verwirrtseins« vor, in dem sie zum Ausdruck brachte, dass all die verschiedenen Geschichten ihrer Eltern sie völlig durcheinandergebracht hatten.
>
> Ein Film handelte von einer Klasse, die Probleme mit zwei Lehrkräften hatte, die beide die Klasse unterrichteten und ständig miteinander stritten und einander schlechtmachten. Ein anderer Film stellte alle Veränderungen nach einer Trennung dar; was geschieht, wenn man als Kind in eine neue Klasse kommt, und wie es ist, wenn Eltern am Telefon streiten und nicht merken, dass man als Kind mithört. Es gibt noch viele andere Beispiele für die Präsentationen von Kindern. Auch die Therapeuten sind immer wieder sehr bewegt und beeindruckt.

Allerdings kommt es auch immer vor, dass Eltern sich distanzieren und behaupten, was die Kinder vorführten, sei nicht authentisch; die Therapeuten hätten sich das alles ausgedacht. Manche Eltern lachen über die Repräsentationen der Kinder, als handle es sich um ein amüsantes Erlebnis. Andere Eltern sind empört über solche Reaktionen und treten ihnen als Korrektiv entgegen. Meist besteht jedoch keine Notwendigkeit, dass die Therapeuten in solchen Fällen eingreifen und z. B. andere Eltern animieren, sich dazu zu äußern. Dies kann dann in der anschließenden Elternrunde thematisiert werden.

In der Regel schaffen die Präsentationen der Kinder eine Atmosphäre der Verbundenheit und Wärme.

Pause

Nach der Pause sind die Eltern mit ihren Präsentationen für die Kinder an der Reihe.

Die Präsentationen der Eltern für die Kinder

Die Eltern bereiten den Raum vor, in dem sie ihre Präsentation für die Kinder durchführen wollen. Sie können eine Theaterbestuhlung wählen oder die Präsentation in einem Stuhlkreis durchführen oder sich eine andere Sitzordnung ausdenken.

Nach zehn Minuten betreten die Kinder mit ihren Therapeuten den Elternraum. Die Eltern erhalten nacheinander Gelegenheit, das, was sie vorbereitet haben, zu zeigen oder vorzutragen.

> Ein Vater hielt einmal einen geöffneten Regenschirm über sich und sang dabei: »I'm singing in the rain.« Später erklärte er dazu: »Es regnet noch, aber wir können schon wieder singen und tanzen, und das wünsche ich euch für die Zukunft.«
>
> Eine Mutter hatte eine Powerpoint-Präsentation vorbereitet, andere Eltern präsentieren Fotoreportagen, eine Zeichnung oder ein Gedicht.
>
> Ein Elternteil hatte mehrere Spiegel aneinander befestigt und forderte den Ex-Partner und die gemeinsamen Kinder auf, sich neben ihn zu setzen. Dann hielt er ihnen die Spiegel vor und erklärte, sie alle seien in den verschiedenen Spiegeln zu sehen, getrennt und zusammen, und das wolle er zeigen. Sie alle hätten ein eigenes Leben, gehörten aber gleichzeitig auf eine bestimmte Weise auch immer zusammen.
>
> Ein Elternteil hatte einen kleinen Film gedreht und bezog sich darin oft auf das »Wir«. Andere Eltern erzählten einfach, was sie ihren Kindern wünschten.

Die Präsentationen zeigen bei aller Unterschiedlichkeit die Verletzlichkeit der Eltern und veranschaulichen ihren Wunsch nach besseren Zeiten. Meist reagieren die Kinder darauf sehr positiv und emotional. In der Regel ist die Atmosphäre während der Präsentation von starker Verbundenheit geprägt.

Die Therapeuten schaffen den Raum für alle diese Äußerungen und bemühen sich mit allen verfügbaren Kräften, für Wärme und Sicherheit zu sorgen. Eventuell aufkommende Kritik wird »abgefangen« und in einen unterstützenden Kommentar umgewandelt. Nutzt (bzw.

missbraucht) ein Elternteil die Gelegenheit, den anderen Elternteil erneut zu kritisieren, unterbrechen die Therapeuten die Präsentation und schlagen dem Betreffenden vor, dem nächsten Elternpaar zuzuhören und eventuell danach zu erklären, was er seinen Kindern wünscht. So etwas ist bisher nur ein einziges Mal vorgekommen.

Diese Sitzung verläuft sehr emotional und erzeugt ein starkes Gefühl der Verbundenheit. Die Eltern werden durch sie sehr stark dazu motiviert, ihre Haltung zu verändern, und die Kinder haben das Gefühl, gehört zu werden.

Abschluss

Diese Sitzung kann mit einer Übung zum Ankommen beginnen.

Sitzung 7

Übung zum Ankommen

Diese Sitzung kann mit einer Übung zum Ankommen beginnen.

Reflexionen, Interaktionen und Fortsetzung der Arbeit an Problemen

Die Eltern können auf die Präsentationssitzung zurückkommen und darüber sprechen, was diese bei ihnen ausgelöst hat.

Anschließend folgt eine Bestandsaufnahme, über welche positiven Veränderungen die Eltern berichten können. Den Beispielen für positive Entwicklungen wird viel Zeit gewidmet, und sie werden gründlich in Augenschein genommen. Insbesondere wird untersucht, was die einzelnen Eltern anders machen konnten, wodurch eine andere Interaktion möglich wurde, in der sich die Kinder frei fühlten.

Die Eltern können einander unterstützen und manchmal auch konfrontieren. Zu diesem Zeitpunkt ist die Reflexion innerhalb der Gruppe wesentlich freier geworden, und die Reaktionen der Gruppenmitglieder sind ungezwungener. Dies wirkt sich konstruktiv aus. Die Therapeuten achten in besonderem Maße darauf, dass eine Atmosphäre der Sicherheit erhalten bleibt; die Eltern unterstützen und konfrontieren einander zwar, fügen einander aber keinen Schaden zu.

In dieser Sitzung werden noch einige Probleme der Art, wie sie in Zusammenhang mit Sitzung 4 beschrieben wurden, erörtert. Auch diesmal wird die verfügbare Zeit zwischen den Elternpaaren, die sich mit ihren Problemen beschäftigen wollen, aufgeteilt. Oft gibt es in dieser Sitzung Eltern, die noch ein Problem zur Sprache bringen und mithilfe der Gruppe lösen wollen, so wie es in Sitzung 4 beschrieben wurde. Gemeinsam mit den anderen Eltern können in allen Sitzungen Lösungen für aktuell anliegende Themen gesucht werden. Erfahrungsgemäß entwickeln die Eltern Sicherheit mit dieser Lösungsübung und finden schneller neue mögliche Lösungen.

Aufgaben für zu Hause

Die Eltern suchen sich für die kommenden beiden Wochen selbst einen Schwerpunkt aus, auf den sie ihre Aufmerksamkeit richten wollen. Sie denken auch darüber nach, mit wem aus ihrem Netzwerk sie darüber sprechen wollen, was sich verändert hat und ob ihnen dies ausreicht oder ob sie weiter Hilfe brauchen.

Abschluss

Diese Sitzung kann mit einer Übung zum Ankommen beginnen.

Sitzung 8

Übung zum Ankommen

Diese Sitzung kann mit einer Übung zum Ankommen beginnen.

Wichtige Entwicklungen, Rückblick und Blick in die Zukunft

Dies ist die letzte Sitzung. In der Zeit vor der Pause kann auf verschiedene Themen eingegangen werden, und alle Teilnehmer können äußern, wie es ihnen geht.

Manchmal erhält auch in dieser Sitzung noch ein Elternpaar Gelegenheit, in der vorher beschriebenen und geübten Weise an einem Problem zu arbeiten. Die Therapeuten bemühen sich in erster Linie, dafür zu sorgen, dass Veränderungen zum Positiven im Vordergrund stehen und hervorgehoben werden. Auch Fragen über die Zukunft werden gestellt. Was können Eltern tun, um die gewünschten Veränderungen auf Dauer zu sichern?

Auch bezogen auf das Netzwerk werden Fragen gestellt. Haben die Angehörigen die Veränderungen bemerkt? Wie können sie die Eltern unterstützen, damit die Veränderungen auch in Zukunft Bestand haben? Welche Veränderungen sehen die Eltern selbst und ihre Netzwerke bei den Kindern?

Falls gewünscht oder notwendig, wird zur Abrundung ein weiterer Netzwerkabend veranstaltet.

Pause

Evaluation der Entwicklung der Eltern und Möglichkeiten, die Arbeit fortzusetzen

Nach der Pause folgt eine Evaluation der Entwicklung sämtlicher Elternpaare. Die Therapeuten erklären, dass die Eltern wahrscheinlich noch nicht mit allem fertig sind, der Veränderungsprozess nach den Sitzungen aber meist weitergehe.

Die Teilnehmer werden gebeten, nacheinander zu sagen:

- welche Veränderungen zum Positiven ihre Kinder bei ihnen bemerkt haben;
- welche Veränderungen zum Positiven ihre Netzwerke bemerkt haben;
- was sie in der Gruppe gelernt haben;
- was sie noch lernen müssen und
- ob sie weiterhin Unterstützung benötigen.

Man sollte grundsätzlich mit den positiven Evaluationen beginnen. In jeder Gruppe gibt es mindestens einen Elternteil, der weiterhin unzufrieden ist oder nach wie vor in einer Sackgasse steckt. Wenn diese Person bei der Evaluation als Erste an die Reihe kommt, beeinflusst dies die ganze Gruppe negativ. Werden hingegen zuerst die positiven Berichte vorgetragen, speichert das Gedächtnis sie auch zuerst. Natürlich können später auch die problematischeren Berichte vorgetragen werden, aber sie erscheinen dann in einem völlig anderen Verständnisrahmen: Die Arbeit dieser Gruppe führt offensichtlich zu positiven Resultaten, wenn auch nicht für alle Teilnehmer. Und genau das haben wir am Anfang der Gruppenarbeit prognostiziert.

Anschließend geben die Eltern einander Feedback. Einige wünschen sich eine Fortsetzung der therapeutischen Begleitung, manchmal mit einem neuen Partner oder einem anderen Familienmitglied zusammen. Manche Eltern sind nun bereit für eine Traumatherapie oder eine andere Art von Einzeltherapie.

Bei einigen Familien finden im Anschluss an die Gruppensitzungen noch einige Netzwerktreffen statt.

Die Therapeuten fühlen sich dafür verantwortlich, mit den Eltern zusammen über eine praktikable Lösung nachzudenken und sich nötigenfalls auch um eine gute Anschlussbehandlung für sie zu kümmern. Wenn möglich führen die Therapeuten diese (kurze) Folgebehandlung selbst durch, um auf dem bereits Erreichten aufbauen zu können. Eine andere Möglichkeit besteht darin, einen Therapeuten, den sie persönlich kennen, mit dieser Arbeit zu betrauen.

Auch über eine weiterführende Therapie für die Kinder kann gesprochen werden; doch welche Form und welchen Inhalt diese letztlich hat, wird außerhalb der Gruppe zusammen mit den Eltern und in Anwesenheit des Kindertherapeuten geklärt.

Liegt noch eine Inobhutnahme und/oder eine andere Fürsorgemaßnahme vor, ist es unerlässlich, Kontakt zu den dafür Verantwortlichen aufzunehmen. Andere involvierte Therapeuten, Sozialarbeiter und Familienvormünder müssen über den Lernprozess der Eltern informiert werden. Insbesondere versuchen wir, die Eltern selbst zu verstärkter Initiative und zur Übernahme von Verantwortung zu bewegen, indem wir andere involvierte professionelle Helfer und Vormünder über die erzielten Veränderungen genau informieren und indem wir die Betreffenden in den Prozess einbeziehen. Unsere Bemühungen zielen darauf ab, den Teilnehmern unser Vertrauen in ihre eigenen Möglichkeiten zu übermitteln.

Bereitet ein bestimmter Aspekt den Therapeuten noch Sorgen, erwähnen sie dies bei der Evaluation und besprechen mit den Eltern, welche weiteren Schritte erforderlich sind. Manche Eltern haben ihre gerichtliche Auseinandersetzung während der Arbeit im Rahmen unseres Programms ruhen lassen und müssen nun wieder zu ihren Anwälten in Kontakt treten, um beispielsweise bezüglich Sorgerechts- oder Umgangsregelungen endgültig Klarheit zu schaffen. In solchen Fällen ist zu hoffen, dass die Anwälte den neuen positiven Ton registrieren und unterstützen. Manchmal ist ein Telefongespräch mit den Anwälten nützlich.

Natürlich können wir festgefahrene Prozesse zwischen Eltern, die sich schon seit Jahren dahinschleppen, nicht in acht Sitzungen völlig aus der Welt schaffen. Allerdings kann man bei fast allen Familien beobachten, dass die Beteiligten Schritte in die richtige Richtung tun. Einige Eltern (etwa ein Drittel) sind nach den acht Sitzungen auf dem richtigen Weg und bleiben auch dabei. Ist dies der Fall, können wir auch bei den Kindern die größten Veränderungen und Fortschritte feststellen.

Eine andere Gruppe, auch ungefähr ein Drittel, ist in Bewegung gekommen, braucht aber weiterhin Unterstützung, um durchhalten und weitere Schritte in die richtige Richtung setzen zu können.

Außerdem gibt es eine Gruppe, die zwar in Bewegung gekommen ist, aber immer wieder stagniert und weiterhin mit vielen ungelösten

Problemen zu kämpfen hat. Diese bedürfen weiterer Betreuung in einer Folgebehandlung. Auch für diese Gruppe gilt, dass bei den meisten ihrer Mitglieder mehr Raum für eine therapeutische Behandlung entstanden ist.

Die Evaluation des Programmes

Wir bitten die Eltern auch, in dieser Sitzung das Programm zu evaluieren: Was finden sie gut daran, was soll nach ihrer Meinung so bleiben? Was würden sie anders machen? Was haben sie vermisst? Wir erhalten auf diese Weise immer sehr wertvolles Feedback, das uns hilft, uns über die Arbeit mit der nächsten Gruppe und darüber, was wir bei der Arbeit mit ihr anders machen können, konstruktive Gedanken zu machen. Erstaunlich oft finden Eltern, wir sollten strenger sein. Solchen Wünschen adäquat nachzukommen ist allerdings gar nicht so einfach, denn der Wunsch, mehr Strenge walten zu lassen, zielt oft auf Interventionen, die das Verhalten des Ex-Partners betreffen.

Wir ziehen es deshalb vor, es bei einer von Präsenz und Mitgefühl geprägten Haltung zu belassen.

Abschlussrunde

Hier haben alle Teilnehmer noch einmal Gelegenheit, etwas zu sagen.

3.9.3 Kontakte zwischen den Sitzungen und zusätzliche Netzwerktreffen

Bei den Eltern können während der Behandlung Angst und Sorgen zunehmen. Die Therapeuten erkennen dies oft daran, dass zusätzliche Telefongespräche notwendig werden und sich E-Mail-Kontakte häufen. Damit die Angst nicht zu stark wird, sollte man darauf eingehen und bereit sein, den Eltern auch zwischen den Sitzungen ein gewisses Maß an Aufmerksamkeit zu schenken. Dies kann festgefahrene Situationen wieder in Bewegung bringen. Das gesamte Team beteiligt sich daran. Es wird jedes Mal neu entschieden, wer zurückruft, eine E-Mail beantwortet oder ein zusätzliches Gespräch mit den Eltern führt.

Einige Beispiele:

Der neue Mann der Mutter, Bernd, ruft nach der dritten Sitzung an und sagt, er werde sie nicht mehr zu den Sitzungen gehen lassen. Sie komme jedes Mal völlig verstört nach Hause, und sie habe ja noch ein kleines Kind; er habe den Eindruck, es gehe ihr eher schlechter als besser und sie habe doch schon gesagt, sie könne mit ihrem Exmann nicht in einem Raum sein. Es sei unverantwortlich, sie weiter dieser Situation auszusetzen. Deshalb melde er sie hiermit für die restlichen Sitzungen ab.

Die Therapeutin erwidert, es sei sehr gut, dass er anrufe; sie könne verstehen, wie besorgt er sei, und es sei natürlich nicht Sinn der Sache, wenn es ihr infolge der Arbeit in der Gruppe schlechter gehe und wenn ihr kleines Kind darunter leide. Sie werde kurzfristig mit dem Team darüber beraten, ob sie etwas tun könnten, um die problematische Situation zu ändern, und sie werde sich in Kürze wieder bei ihm melden.

Noch am gleichen Tag berät die Therapeutin sich mit dem anderen Therapeuten der Elterngruppe und mit einem der Kindertherapeuten. Der Kindertherapeut erklärt, dass es für den achtjährigen Sohn Milan, der an der Kindergruppe teilnimmt, sehr schlecht wäre, wenn die Arbeit unterbrochen würde. Er äußere sich immer stärker in der Gruppe und ein gleichaltriger Junge sei ihm eine große Stütze. Die Therapeuten beschließen, die Mutter und ihren neuen Partner zu einer kurzen Zwischensitzung einzuladen, an der die Elterntherapeutin und der Kindertherapeut teilnehmen werden. Weil kein anderer Termin frei ist, werden die Eltern zu einer Sitzung in der gleichen Woche um acht Uhr morgens eingeladen.

Bernd fühlt sich ernst genommen und dies bleibt während des Gesprächs so. Die Mutter entschließt sich, mit der Arbeit in der Gruppe fortzufahren, vor allem deshalb, weil Milan sich in der Kindergruppe so gut beteiligt. Sie sagt, sie habe schon mitbekommen, dass er mit einem Jungen Freundschaft geschlossen habe und dass ihm das sehr wichtig sei.

Die Therapeuten machen die Mutter darauf aufmerksam, dass sie wahrscheinlich noch häufiger Situationen erleben wird, die sie in Anspannung versetzen und emotional in Aufruhr bringen werden. Sie besprechen mit ihr, wie sie am besten damit umgehen und wie Bernd ihr dabei helfen kann. Daraufhin nimmt sie bis zum Ende an der Gruppe teil.

Es gibt noch zahllose weitere Beispiele, die veranschaulichen, dass wir auf die Sorgen, Ängste und Frustrationen der Eltern eingehen, sie akzeptieren und uns bemühen, die Eltern zu beruhigen und den therapeutischen Raum wiederherzustellen.

Allerdings werden manchmal Grenzen überschritten, indem beispielsweise ein Mitglied des Therapeutenteams ungerecht und grob behandelt wird.

Ein Vater wandte sich immer wieder an uns, um uns klarzumachen, dass seine Frau die Ursache aller Probleme wäre. An seiner eigenen Situation wollte er nicht arbeiten. Er störte oft in der Gruppe, verließ den Raum, um geschäftlich zu telefonieren. In solch einer Situation schickte er einmal an einen der Elterntherapeuten eine Mail mit folgendem Text:

»Sie kapieren einfach nichts. Ich warte schon ziemlich lange darauf, endlich einmal etwas Sinnvolles aus Ihrem Mund zu hören. Wie oft habe ich Ihnen nicht schon gesagt, dass das Problem im Grunde darin besteht, dass sie krank ist, eine Psychiatriepatientin. Keiner will das hören, und Sie als Therapeuten tun einfach gar nichts. Sie müssen sich einmal die Scheiße aus den Augen wischen, Sie sehen nicht, was für alle sonnenklar ist, auch für meine jetzige Frau, meine Söhne – alle sehen es.«

Wenn bei uns ein Kollege angegriffen wird, verstehen wir das als Angriff auf unser ganzes Team. Deshalb ist es eine adäquate Reaktion, wenn der andere Gruppentherapeut eine Mail folgenden Inhalts zurückschreibt:

»Wir haben Ihre Mail erhalten und entnehmen ihr, dass Sie ziemlich verzweifelt sind. Für Sie existiert nur ein einziges Problem, nämlich dass Ihre Exfrau Hilfe benötigt und sich verändern muss. Sie begreifen nicht, warum wir dies nicht so sehen, und das macht Sie wütend. Und wenn Sie verzweifelt und wütend sind, verletzen Sie andere. Das ist nicht in Ordnung. Wir haben in der Gruppe darüber gesprochen. Menschen, die sich sehr verletzt fühlen, suchen ihr Heil in Kampf, Flucht oder Erstarrung. Sie kämpfen und ignorieren dabei Grenzen. Das hilft Ihnen, Ihren Söhnen, deren Mutter und anderen Betroffenen in Ihrer nächsten Umgebung nicht weiter. Deshalb bieten wir Ihnen an, mit Ihnen und Ihrer jetzigen Frau vor der nächsten Sitzung ein Gespräch zu führen. Wir hoffen, dass Sie beide zu diesem Gespräch am ... zu uns kommen können.«

Auch für Mails dieser Art können wir Hunderte von Beispielen anführen. Fast alle Eltern schicken uns zwischendurch Nachrichten – nicht selten verbunden mit Kopien, die sie an andere Beteiligte, professionelle Helfer, Vormünder usw. versenden. Wir nehmen diese Zuschriften grundsätzlich ernst und teilen uns die Arbeit auf, indem wir abwechselnd Telefongespräche annehmen, E-Mails beantworten und zusätzliche Sitzungen durchführen.

Beratung im Netzwerk bei Stagnation: 3 Clans werden zu einem

Erst wenn das Netzwerk das Projekt aktiv unterstützt, kann eine dauerhafte Verbesserung erreicht werden. Wenn Eltern in negativen Monologen gefangen bleiben, organisieren wir für die Familie ein zusätzliches Netzwerktreffen.

Anna kommt zuerst in den Raum: mit Bruder und Schwester, einer Cousine, drei Freundinnen, einem Kollegen und ihrem Anwalt. Milan kommt mit seinem besten Freund, drei Freundinnen, einem befreundeten Kollegen und seinem Coach. Sie werden von den beiden Elterntherapeuten und den beiden Therapeuten der Kinder empfangen. Auch der Hausarzt, der Vormund und der Kinderpsychiater sind anwesend.

Eine Kindertherapeutin übernimmt die Leitung. Sie heißt alle Anwesenden willkommen, geht kurz auf die Spannung im Raum ein und beginnt mit einer Meditation zur Entspannung. Dann erteilt sie einem der Elterntherapeuten das Wort.

Dieser bezeichnet die drei Gruppen als den »Clan« der Mutter, den »Clan« des Vaters und den professionellen »Clan« und fasst die Monologe der drei Clans kurz zusammen.

Die Mutter fürchtet, der Vater habe eine narzisstische Persönlichkeitsstörung, weshalb er ihrer Tochter keine sichere Erziehungsumgebung bieten könne und ihr keine Struktur gebe, sich nicht um ihre gesunde Ernährung kümmere, sie in gefährliche Situationen bringe und generell zu sehr mit sich selbst beschäftigt sei. Deshalb ignoriere er auch immer wieder Vereinbarungen. Sie veranschaulicht ihre Darstellung durch Beispiele, die ihr Netzwerk bestätigt. Die Mutter versteht nicht, dass wir ihren Exmann nicht durchschauen und dass wir nicht klar sehen wollen, dass es sich genau so verhält, wie sie und ihr Netzwerk uns klarzumachen versuchen.

Der Vater ist der Meinung, die Mutter sehe Probleme, wo keine seien. Sie sei besessen von Struktur, festen Zubettgehzeiten und Essensvorschriften. Sie sei schon fast pathologisch zwanghaft und perfektionistisch und übe auf alle Menschen in ihrer Umgebung Druck aus. Sie versuche, alle dazu zu bringen, nach ihrer Pfeife zu tanzen. Sie mache ihre Tochter verrückt, und er, der Vater, könne seinerseits dafür auch viele Beispiele anführen. Seine Tochter beklage sich bei ihm über die Situation und sage, es wäre ihr lieber, wenn sie bei ihrem Papa wohnen könnte. Sein Netzwerk fordert uns zum Eingreifen auf; andernfalls sei das Mädchen die Leidtragende.

Das Team von »Kinder aus der Klemme« ist der Auffassung, dass das eigentliche Problem der Streit zwischen den Eltern ist, der das Kind belaste und schädige.

Der Elterntherapeut resümiert:
»Wir können alle versuchen, der anderen Seite klarzumachen, dass wir recht haben, sie von unserem Monolog zu überzeugen. Dann verbringen wir hier einen unangenehmen Abend miteinander und für Tochter Ella wird alles noch schlimmer. Wenn wir das täten, wäre es keine gute Arbeit. Ich lade alle heute Abend zu einem Gespräch ein, zur Offenheit den Geschichten der anderen gegenüber. Wir werden jetzt einen Anfang machen, indem wir das Netzwerk des Vaters fragen: Was macht diesen Vater zu einem so tollen Vater? Warum kann Ella froh sein, so einen Papa zu haben? Anschließend werden wir dem Netzwerk der Mutter die gleiche Frage stellen.«

Daraufhin werden schöne, lustige, herzerwärmende und rührende Geschichten über beide Eltern erzählt. Die Schwester der Mutter stammelt: »Mir wird jetzt klar, dass ich alles immer nur aus der Perspektive einer Seite gehört habe.« Andere sagen Ähnliches. Dann entwickelt sich zwischen den Netzwerken der beiden Eltern ein Raum schaffender Austausch. Die Therapeuten treten völlig in den Hintergrund.

Die Eltern und ihre Netzwerke sind nun in Kontakt und fangen an, sich in eine neue Richtung zu bewegen. Angehörige der beiden Netzwerke tauschen Mailadressen aus, um den Kontakt aufrechtzuerhalten. Ein Freund der Mutter sagt: »Wir haben dem einen Elternteil immer nach dem Mund geredet und den anderen schlechtgeredet. Damit müssen wir aufhören. Eigentlich müssten wir den anderen Elternteil ›gutreden‹«.

Vier Monate später erfahren wir im Rahmen der Evaluation von der Mutter, dass sich die Netzwerke weiterhin treffen. Sie versuchen, den Eltern beizubringen, Streit möglichst zu vermeiden. Beispielsweise haben sie die Mutter gebeten, das Telefon nicht abzuschalten und erreichbar zu bleiben, weil ihre Unerreichbarkeit beim Vater große Ängste auslöse. Die Mutter erklärt: »Ich fühlte mich von ihm immer belagert und kontrolliert, aber eigentlich macht es mir nicht so viel aus, erreichbar zu bleiben.«

Netzwerktreffen ohne die Eltern

In einigen Fällen haben wir Netzwerktreffen organisiert, an denen die Eltern nicht teilnahmen. Die Netzwerke hatten dies selbst vorgeschlagen. Sie wollten gemeinsam beraten und sich über Handlungsspielräume klar werden – in Abwesenheit der Eltern. Das erwies sich als eine sehr gute Idee. Die Eltern dürfen in solchen Fällen selbst wählen, wer aus ihrem jeweiligen Netzwerk an diesen Treffen teilnehmen soll. Die beiden Netzwerke können sich in Abwesenheit der Eltern leichter austauschen, einander besser zuhören und ungestörter über mögliche Lösungen nachdenken, die für die Kinder gut sind.

Die Treffen der Netzwerke können während des Programms oder nach dessen Abschluss organisiert werden. Ihre Struktur ist mit dem weiter oben beschriebenen vergleichbar.

Zuerst berichtet das Netzwerk des Vaters in anschaulichen Beispielen, was diesen Mann zu einem so guten Vater macht. Anschließend erhält das Netzwerk der Mutter Gelegenheit zu einer entsprechenden Darstellung. Dann können die Anwesenden einander Fragen stellen wie:

> »Warum darf der Junge seinen Vater nie anrufen und muss es deshalb heimlich tun?«, »Weshalb hat die Mutter ihre Tochter am Vatertag wegen Krankheit nicht zu ihrem Vater gehen lassen, hat dann aber mit ihr den eigenen Vater besucht?«.

Die Beteiligten stellen viele Fragen, die sich auf die dämonisierenden Geschichten beziehen, welche schon seit Jahren die Runde machen. Der Austausch vermittelt ihnen oft ein umfassenderes Bild, und häufig stellt sich dann heraus, dass in den meisten Fällen nur ein Teil der Geschichte erzählt wurde.

Anschließend können die beiden Netzwerke beispielsweise über eine praktikable und für beide Eltern akzeptable Umgangsregelung sprechen, die auch für die Kinder gut ist.

Die Angehörigen und Freunde streitender Eltern haben oft längst genug von deren Streit und der dadurch verursachten Unruhe, die nur Lebenskraft kostet. Auch sie sind dadurch erschöpft.

Manchmal sind sie auch finanziell belastet. Bei mehreren Netzwerktreffen stellte sich heraus, dass Großeltern die Rechtsstreitigkeiten finanziell unterstützt hatten, dies aber eigentlich nicht mehr wollten.

Deshalb sind sie häufig eher als die auf ihren Standpunkten beharrenden Eltern bereit, in einen Kompromiss einzuwilligen.

Beispielsweise könnte einem Vater zugestanden werden, dass er seine Tochter alle 14 Tage von Donnerstag bis Montag sieht, statt nur während eines kurzen Wochenendes, wie es zurzeit geregelt ist. Die Mutter hatte nicht über eine solche Lösung reden wollen, und der Vater hatte für eine Halbe-halbe-Aufteilung gekämpft.

Die oben beschriebene Lösung wurde in Zusammenarbeit mit den beiden Netzwerken entwickelt. Die Netzwerkmitglieder sorgen dabei dafür, dass die Eltern den Plan schließlich akzeptieren. Jedes Netzwerk wählt für solche Zwecke eine Kontaktperson, über die von diesem Zeitpunkt an die Kommunikation läuft, also nicht mehr direkt über die Eltern. Dadurch kehrt auch in deren Leben mehr Ruhe ein. Natürlich läuft auch dann nicht alles ohne Probleme und Konflikte ab, aber nach unseren Erfahrungen ist es trotzdem eine bessere Möglichkeit, solche Streitigkeiten zu lösen, als es mithilfe einer richterlichen Anordnung zu versuchen.

Die Zusammenarbeit mit den Netzwerken der streitenden Eltern ist ein Bereich, den wir im Rahmen unseres Projekts noch ausbauen wollen.

3.10 Die Kindergruppe[18]

3.10.1 Einleitung

Die Kindergruppe ist bewusst nicht als Therapiegruppe im engeren Sinne konzipiert. Dennoch hat sie auf die meisten Kinder eine therapeutische Wirkung.

Viele Kinder werden mit einem großen Spektrum von Symptomen für die Gruppenarbeit angemeldet. Die Erfahrung lehrt, dass sich ausschließliche therapeutische Arbeit mit den Kindern negativ auf diese auswirken kann, solange die Eltern noch in ihren Streit verwickelt sind. Unter anderem liegt das daran, dass das Kind den Therapeuten oft als weitere an diesem Streit beteiligte Partei erlebt. Beim Vater ist es für das Kind problematisch, über seine Mutter zu sprechen, und umgekehrt. Wenn der Therapeut das Kind dann auch noch ermutigt, über beide Eltern zu berichten, kann das sehr verwirrend wirken.

Außerdem kann es für Kinder eine sehr wirksame Überlebensstrategie sein, sich nicht mit den eigenen Gefühlen zu befassen, solange

18 Dieser Text ist in Zusammenarbeit mit der Kindertherapeutin Tessa Reedijk und mit Erik van der Elst entwickelt worden.

die Eltern streiten. Es schützt sich, indem es seine Gefühle einschränkt und sich vorzugsweise mit anderen Dingen beschäftigt. Eine Therapie hingegen spricht das Gefühlsleben direkt an, indem sie Fragen stellt wie: »Was erlebst du?«, »Was fühlst du?«, »Und was denkst du darüber?«. Dadurch wird das Kind sich seiner Gefühle bewusster und spürt mehr (negative) Emotionen, ohne auch schon über eine Möglichkeit zu verfügen, diese zu verarbeiten. Unter diesen Umständen ist es weniger gut gegen Stress geschützt.

Kinder können zu Hause meist nicht über ihre Gefühle sprechen. Denn wenn sie über ihren Kummer mit ihrem Vater sprechen, kann er das in seinem Streit mit der Mutter als Munition einsetzen, und umgekehrt. Deshalb steht die Arbeit mit den Eltern im Zentrum unseres Programms. Sie müssen hart arbeiten, um eine bessere Umgebung für ihr Kind zu schaffen. Warum dies so ist und wie wir dabei vorgehen, haben wir im Vorwort und in der Einleitung dieses Buches ausführlich dargelegt. Wir wollen den Kindern und insbesondere den Eltern die Botschaft übermitteln, dass die Eltern ihr Verhalten ändern müssen und folglich diejenigen sind, die eine Therapie benötigen, nicht die Kinder.

Die Struktur paralleler Eltern- und Kindergruppen vermittelt den Kindern ein Gefühl der Sicherheit. Sobald der Streit zwischen den Eltern abklingt, sind sie für ihre Kinder emotional offener. Und die Kinder fühlen sich dann freier und sicher genug, um ihre Gefühle zu erforschen und zu äußern, sowohl in der Kindergruppe als auch, wenn sie bei ihrem Vater und ihrer Mutter sind. Manche Kinder entwickeln schon das Gefühl, mehr Raum zu haben, wenn sie merken, dass ihre Eltern sich aufrichtig um eine Verbesserung der Situation bemühen.

Die Therapeuten verhalten sich bezüglich des Inhalts in der Kindergruppe nichtdirektiv. Allerdings haben sie sich im Voraus ein Programm ausgedacht und geben eine Struktur vor. Die Kinder erscheinen mit emotionalen Problemen und Verhaltensproblemen in der Gruppe und brauchen es deshalb, dass man ihnen Grenzen setzt und eine Struktur vorgibt. Sie werden zwar gefragt, wie sie den Streit ihrer Eltern erleben, aber sie werden nicht unter Druck gesetzt. Die meisten Kinder berichten gern über ihre Situation. Sie erhalten die Möglichkeit, sich zu äußern und Aktivitäten zu entfalten, und auf diese Weise werden sie in ihrer Kraft und Wehrhaftigkeit gestärkt. Die Therapeuten bieten ihnen verschiedene Themen an und die Kinder können unter diesen wählen oder sich selbst ein Thema ausdenken.

Die Kinder dürfen erzählen, aber auch zögern und schweigen (Rober 2012). Den meisten Raum erhalten sie für den Selbstausdruck. Oft lassen sie erkennen, was mit ihnen geschieht, wenn ihre Eltern streiten, und es zeigt sich auch, dass sie sich aufgrund des kreativen Ausdrucks besser fühlen. Sie bekommen dadurch mehr Luft. Und sie helfen einander, wieder ihre eigene Stimme zu hören.

Wir haben die Erfahrung gemacht, dass Kinder dem Tempo ihrer Eltern sehr gut folgen können. Wenn Eltern sich intensiv bemühen, weniger streiten und besser kooperieren, spiegelt sich dies bei den Kindern. Sie werden dann ruhiger und können besser ausdrücken, was sie fühlen und wünschen. Fallen Eltern wieder in einen eskalierenden Streit zurück, kommt es auch in der Entwicklung ihrer Kinder zu Rückschlägen. Sie haben dann weniger Mut, sich zu äußern, oder sie entscheiden sich erneut für nur einen Elternteil. Oft nehmen auch emotionale Probleme und Verhaltensprobleme wieder zu.

Eine Falle, in die Kindertherapeuten leicht tappen, besteht darin, zu glauben, sie würden die Kinder nicht gut genug begleiten. Emotionale Probleme und Verhaltensprobleme der Kinder weisen die Elterngruppe darauf hin, dass der Kontext, den die Eltern den Kindern bieten, nicht sicher genug ist. So etwas muss in der Elterngruppe besprochen werden, und die Verantwortung für die Kinder muss wieder unmissverständlich in die Hände der Eltern gelegt werden.

Die Kindergruppe entfaltet für die Kinder eine therapeutische Wirkung, wenn die Eltern Fortschritte erzielen und sich der Kontext für die Kinder beruhigt.

Die Kindergruppe wird von zwei Kindertherapeuten begleitet, die im Idealfall durch einen Praktikanten unterstützt werden. Letzterer kann Protokoll führen, Berichte schreiben, Videoaufnahmen machen und bei der Arbeit in Kleingruppen als Co-Therapeut fungieren.

Die Präsentationen der Kinder

In der Kindergruppe geht es hauptsächlich um die Vorbereitung der Präsentationen der Kinder für ihre Eltern. Um ihnen möglichst viel Raum zu geben, sich zu äußern, sollten die Kinder die Möglichkeit erhalten, selbst eine Ausdrucksweise zu wählen, die ihnen entspricht und die sie nicht in noch stärkere Anspannung versetzt.

Als wir mit der Entwicklung unserer Methode gerade erst begonnen hatten, entschieden die Therapeuten über die Form der Arbeit: In der Regel waren es kleine Theaterstücke, die auf Video aufgezeichnet und von den Therapeuten zu einem Film weiterverarbeitet wurden, den man den Eltern vorführte. Das erfüllte zwar seinen Zweck, passte aber nicht zu jedem Kind. Manche Kinder hatten große Freude an dieser Arbeit und konnten sich gut darin ausdrücken, andere hingegen gerieten dadurch unter Anspannung und verschlossen sich.

Später entschlossen sich die Therapeuten, den Kindern mehr Raum zu geben und sie selbst entscheiden zu lassen, was sie produzieren wollten. Für welche Ausdrucksform sie sich entscheiden, bestimmt heute weitgehend den Verlauf der Sitzungen 2 bis 5. In einigen Gruppen wollten die Kinder für die Eltern gemeinsam einen Film produzieren. Dabei übernahmen Kinder, die nicht gern selbst schauspielern wollten, die Rolle des Kameramannes oder Musikredakteurs, sodass der Film trotzdem zu einem Projekt der ganzen Gruppe wurde.

Die Kinder einer anderen Gruppe wollten einzeln oder in Paaren kreativ sein. Sie malten, produzierten graffitiähnliche Poster oder schrieben ein Gedicht. Ihre künstlerischen Produkte wurden den Eltern in Form einer Ausstellung präsentiert. Sie schauten sich die Kreationen ihrer Kinder wie in einer Ausstellung an, und die Kinder standen neben ihren Kunstwerken, erläuterten diese oder beantworteten Fragen.

In der letzten Gruppe entschieden sich drei Mädchen sehr unterschiedlichen Alters dafür, jeweils einen Tanz aufzuführen. Das Resultat waren ein Tanz der Trauer, ein Tanz der Wut und ein Tanz des »Verwirrtseins«. Auf eine Idee wie diese wären die Kindertherapeuten selbst nicht gekommen. Andere Kinder wollten einen Film aus einer Folge von Standbildern produzieren. Sie dachten sich eine Geschichte aus und lösten diese in eine Folge von Posen auf, mit deren Hilfe sie die Geschichte stumm darstellten. Die Therapeuten fotografierten die Szenen und setzten sie zu einem erstaunlich aussagekräftigen Filmclip zusammen.

Musik kann die Wirkung von Bildern noch verstärken. Die Kinder können die Musik selbst auswählen. Natürlich können die Therapeuten ihnen auch Beispiele vorspielen. Einige Kinder haben Lust, eine Powerpoint-Präsentation zusammenzustellen, in der sie Texte, Fotos, kurze Filme und Ähnliches miteinander verbinden, eventuell ebenfalls mit Musik unterlegt.

Oft ist nicht das Endprodukt, sondern der Prozess, der Weg zum Resultat, das Wichtigste. Die besten Gespräche entwickeln sich zwischen Kindern, wenn sie sich über etwas, das sie produziert haben, unterhalten, oder wenn sie gemeinsam über den Inhalt ihrer Präsentation nachdenken. Weil sie frei wählen können, haben sie das Gefühl, selbstbestimmt zu agieren. Die Arbeit an ihrer Präsentation macht ihnen dann großen Spaß, und sie geraten dabei nicht unter Druck. Diese Faktoren schaffen für die Kinder den inneren Raum, den sie brauchen, um sich ausdrücken zu können.

Bei der Arbeit an ihrer Präsentation machen sich Kinder oft sehr verletzlich. Der Therapeut muss während dieses Prozesses dafür sorgen, dass sie ihre eigenen Grenzen nicht aus dem Blick verlieren.

Damit Kinder in ihrer Wahl der Art der Präsentation wirklich frei sind, muss die Erläuterung der Therapeuten zu Beginn der Arbeit möglichst weitgehende Offenheit vermitteln. Führen sie zu viele Beispiele an, entscheiden sich die Kinder womöglich für eines von diesen, statt sich selbst etwas auszudenken.

Allerdings sollte man ihnen vermitteln, welche Möglichkeiten und Materialien ihnen zur Verfügung stehen – beispielsweise Computer, Tablets, ein Beamer, Malfarben, Schreibstifte, große Bögen Papier und Tapetenrollen, Matten, auf die sie mit Straßenkreide schreiben können, Musik usw. Das weckt bei Kindern Begeisterung und regt ihre Kreativität an.

Obwohl wir den Kindern immer erklären, dass sie ihre Präsentationen zum Abschluss den Eltern zeigen, dass sie aber selbst bestimmen, was sie zeigen wollen und was nicht, kann das Endergebnis für sie schon aufgrund der Anwesenheit ihrer Eltern ein Schock sein.

Deshalb schauen sich die Kinder zunächst selbst an, was sie produziert haben, bevor sie es ihren Eltern vorführen. Dies hilft ihnen, sich auf die Situation vorzubereiten und eventuell noch etwas dazu zu sagen oder etwas daran zu ändern.

Nach der Präsentation herrscht oft eine erleichterte und manchmal sogar ausgelassene Stimmung. Dies zeigt, wie groß die Anspannung ist, unter der die Kinder bei der Präsentation ihrer Werke stehen und wie sehr sie dieses Ereignis sie beschäftigt hat:

> »Ob sie es wohl schön finden werden?«, »Ob das meinen Vater traurig machen wird?«, »Wird meine Mutter böse werden?«

Mit den Eltern wird vor der Präsentation vereinbart, dass sie auf die kreativen Produkte ihrer Kinder in jedem Fall positiv reagieren.

Wenn die Kinder vor oder während der Präsentation oft noch nervös herumstehen oder herumlaufen, so sind sie nach der Präsentation im Allgemeinen stolz und erleichtert.

Nach der Präsentation der Kinder und vor der Pause in Sitzung 6 treffen sich Kinder und Eltern noch einmal kurz getrennt, um sich darüber auszutauschen, wie die Präsentation der Kinder für sie war. Nach der Pause stellen die Eltern den Kindern ihre Präsentationen vor. Auch danach versammeln sich die Kinder noch einmal in der Kindergruppe, um miteinander über das, was ihre Eltern ihnen gezeigt haben, zu reden.

3.10.2 Punkte, die bei der Arbeit in der Kindergruppe besondere Aufmerksamkeit erfordern

Altersunterschiede

Weil alle Kinder aus sechs Familien in eine Gruppe kommen, kann ihr Alter sehr stark variieren. Das hat Vor- und Nachteile.

Ein Vorteil ist, dass ältere Kinder für die jüngeren ein Beispiel sein können. Die jüngeren Kinder sorgen ihrerseits aufgrund ihrer Verspieltheit in der Gruppe oft für Ablenkung.

Ältere Kinder profitieren häufig stark von den Erklärungen, die Therapeuten den jüngeren Kindern geben. Und die jüngeren Kinder orientieren sich oft am Verhalten der älteren. Auch haben wir festgestellt, dass es für ältere Kinder gut ist, in der Gruppe eine bestimmte Aufgabe zu übernehmen. Dies kann sich positiv auf ihr Selbstbild auswirken. Sie helfen den jüngsten Kindern, erklären ihnen Dinge und lernen dadurch auch, sich selbst besser zu verstehen.

Unterscheidet sich ein Kind hinsichtlich seines Alters oder Entwicklungsstandes stark von allen anderen Kindern in der Gruppe, fühlt es sich nicht heimisch. Es findet die Gruppe dann zu »kindisch«, fühlt sich eingeschüchtert oder kann nicht folgen.

Die Therapeuten beschäftigen sich immer auch mit der Dynamik innerhalb der Gruppe. Deshalb ist es nützlich, nach Gefühlen der Abwehr und Unsicherheit zu fragen, was auch die Anspannung innerhalb der Gruppe verringert. Außerdem fühlen sich die Kinder auf diese Weise gesehen, gehört und ernst genommen.

Die Therapeuten bitten die Gruppe regelmäßig um Hilfe: »Wir merken, dass sich einige Kinder in dieser Gruppe nicht wohlfühlen oder dass sie nicht alles erzählen, was sie eigentlich erzählen wollen. Was können wir tun, damit ihr euch hier möglichst wohlfühlt?« Eine andere Möglichkeit besteht darin, mit den anderen Therapeuten im Beisein der Gruppe ein Gespräch folgender Art zu führen:

> »Wir sollten jetzt eigentlich alle zusammen noch ein wenig über dieses Thema sprechen, aber ich merke, dass das einigen Kindern nicht so angenehm ist. Hast du auch das Gefühl? Wie sollen wir damit umgehen? Vielleicht könnten wir in kleineren Gruppen weiterreden oder zuerst die Kinder fragen, was sie gut fänden. Oder hast du eine andere Idee?«

Oft arbeiten wir mit kleinen Gruppen, deren Mitglieder sich auf einer ähnlichen Entwicklungsstufe befinden. Beispielsweise mit einer kleinen Gruppe von Teenagern, die über das Leben und die Liebe sprechen wollen. Sie pendeln gern zwischen der Arbeit an ihrer Präsentation und Gesprächen, in denen sie über sich selbst, ihre Arbeit und andere reflektieren. Es könnte auch eine Gruppe aus kleinen Kindern gebildet werden, die möchten, dass man ihnen etwas vorliest, oder die in regelmäßigen Abständen eine Spielpause benötigen, um sich wieder konzentrieren zu können.

Die Therapeuten müssen Signale der Kinder aufmerksam registrieren, um zu merken, wann es an der Zeit ist, sich einer anderen Aktivität zuzuwenden.

Die Therapeuten bitten die Kinder regelmäßig um Feedback. Beispielsweise fragen sie:

> »Klappt es noch? Du scheinst gerade an einem Punkt zu sein, an dem du nicht weiterkommst. Oder bist du vielleicht einfach nur ein bisschen müde? Sehe ich das richtig?«

Eine wichtige Intervention ist eine für alle hörbare Beratung der beiden Therapeuten:

> »Ich glaube, jetzt werden sie allmählich müde. Was meinst du?«

Der Kollege könnte darauf etwas antworten wie:

»Das glaube ich auch. Wir könnten eine Spielpause einschieben. Wir haben allerdings nur noch die nächste Sitzung. Danach muss die Präsentation fertig sein.«

Anschließend fragen die Therapeuten die Kinder:

»Was meint ihr, was wir tun sollten?«

Wenn unterschiedliche Bedürfnisse erkennbar sind, kann man die Gruppe auch aufteilen:

»Okay, ich verstehe, dass ihr jetzt lieber ein Weilchen Musik hören und euch unterhalten wollt und dass die kleinen Kinder gern ein wenig spielen wollen. Sollen wir die Gruppe für eine Weile aufteilen? Ich würde dann bei denjenigen bleiben, die sich unterhalten wollen, und der Rest kann hier ein wenig spielen.«

Geschwister

Geschwister sind einander oft eine Stütze. Wenn sie zusammen in eine Gruppe kommen, kennen sie zumindest einander. Gibt es in einer Gruppe jedoch viele Geschwister, kann sich ein Einzelkind ausgeschlossen fühlen.

Manchmal führt die Sicherheit, die durch die Anwesenheit eines Bruders oder einer Schwester vermittelt wird, dazu, dass ein Kind sich nicht in die Gruppe integriert. In anderen Fällen fördert die Sicherheit, die ein Bruder oder eine Schwester einem Kind gibt, die Kontaktbereitschaft. Oft genießen es Geschwister sehr, einander in einer Gruppe unabhängig von der Umgangsregelung und manchmal zum ersten Mal seit langer Zeit zu sehen, ohne dass die Eltern dabei sind. Dies kann die Geschwisterbindung verstärken und sich auf die Motivation, zu den Treffen der Gruppe zu kommen, positiv auswirken.

Es kommt auch immer wieder vor, dass der Kontakt zwischen Geschwistern *nicht* sicher ist. Das ist beispielsweise dann der Fall, wenn sich die Kinder jeweils für einen anderen Elternteil entschieden haben. Sie fürchten dann, dass ihr Bruder oder ihre Schwester dem Elternteil, den sie nicht mehr besuchen, alles, was passiert, brühwarm weitererzählt.

Deshalb ist es nützlich, beim Vorgespräch darauf zu sprechen zu kommen, indem man die Kinder fragt, wie sie die Teilnahme ihres

Bruders oder ihrer Schwester an der Gruppe finden. Da Brüder und Schwestern zusammen am Vorgespräch teilnehmen, kann in dieser Situation ein Dialog zwischen ihnen entstehen.

In der Gruppe achten die Therapeuten darauf, ob Geschwister in die gleiche Kleingruppe wollen oder ob sie lieber verschiedenen Kleingruppen angehören. In der Gruppe wird darüber gesprochen, ob die Kinder für einen Elternteil Partei ergreifen, wie oft ein Kind beide Eltern sieht und wie der Kontakt zwischen den Geschwistern ist.

Geschwister sind oft so stark miteinander beschäftigt, dass sie sich von der Gruppe isolieren. Manchmal wird aufgrund dessen sogar der Gruppenprozess gestört. Sie necken einander, balgen und scherzen miteinander usw. Dies kann in der Gruppe Unruhe erzeugen. Therapeuten sollten solche Entwicklungen eindämmen, beispielsweise indem sie die Kinder in verschiedenen Kleingruppen arbeiten lassen.

Soziale Medien

Die Neuen Medien sind aus dem Leben von Kindern nicht mehr wegzudenken. Sie zeigen einander ihr Handy, lassen einander Musik hören oder Clips sehen. Sie laden einander ein, auf Facebook ihre Freunde zu werden. Dies alles sind neue Arten der Kontaktaufnahme und des Austauschs.

Auch während der Sitzungen sind die Kinder mit diesen Formen der Kommunikation beschäftigt. Das kann gut für sie sein und unterstützend wirken, es kann jedoch auch einen Zwangscharakter annehmen. Manchen Kindern fällt es schwer, auf eine Kontaktanfrage nicht einzugehen. Andere Kinder fühlen sich abgewiesen, wenn jemand ihre Kontaktanfrage nicht beantwortet. Darüber wird in der Gruppe gesprochen. Man sollte den Kindern deshalb unbedingt klarmachen, dass es jedem freisteht, seine Adresse oder Handynummer weiterzugeben oder Freundschaftsanfragen abzulehnen, und dass jeder andere Gründe für sein Verhalten haben kann.

Zukunftswünsche

Kinder haben oft Wünsche und Vorstellungen hinsichtlich der Zukunft ihrer Familie. Deshalb ist es wichtig, in der Gruppe über den Unterschied zwischen Wunsch und Wirklichkeit zu sprechen. Viele Kinder wünschen sich, dass ihre Eltern wieder zusammenkommen und wieder Freunde werden.

> Beispielsweise sagen sie: »Ich möchte, dass meine Eltern wieder zusammenkommen, aber andererseits will ich das auch gerade nicht, weil sie dann sicher wieder Streit bekommen. Ich glaube aber sowieso nicht, dass sie wieder zusammenkommen werden, denn mein Vater hat eine neue Freundin, und sie haben auch schon gemeinsam ein Baby.«

Wünsche werden zwar selten Wirklichkeit, aber für die Entwicklung von Kindern ist es sehr wichtig, dass sie ihre eigenen Wünsche und Bedürfnisse kennen. Deshalb ist dies ein wichtiges Gesprächsthema. Beispielsweise könnte ein Therapeut zu ihnen sagen:

> »Wenn sich deine Eltern trennen, steht dein Leben eine Weile Kopf. Viele Dinge verändern sich dann. Und als Kind hast du über das, was passiert, nur wenig mitzureden. Wir wüssten gern, was ihr euch wünschen würdet, wenn ihr über die Zukunft entscheiden könntet. Natürlich haben wir keinen Einfluss darauf, dass dies auch wirklich so eintrifft, aber es ist uns wichtig, eure Vorstellungen darüber zu sehen und zu hören. Ihr entscheidet selbst, wie ihr eure Sicht der Zukunft ausdrücken wollt. Ihr könnt zeichnen, malen, eine Geschichte schreiben, ein Gedicht erfinden, einfach erzählen, was ihr euch vorstellt, oder euch etwas anderes ausdenken.«

In der Gruppe sprechen wir erst über Wünsche, nachdem die Kinder den Eltern ihre Präsentation vorgeführt haben. Solange sie an ihrem Projekt arbeiten, sind sie vollauf damit beschäftigt auszudrücken, wie sie in der Klemme sitzen, und das lässt sich mit dem Formulieren von Wünschen (noch) nicht vereinbaren. Für viele Kinder wäre es zu verwirrend, dies versuchen zu müssen.

Loyalität

Alle Kinder in der Gruppe leiden unter Loyalitätsproblemen. Die Therapeuten können das Thema in einem Gesprächskreis ansprechen. Zuerst erläutern sie ein wenig, worum es geht, und anschließend fragen sie, welche Kinder Loyalitätsprobleme kennen, wie sie sich dabei fühlen und wie sie damit umgehen. Dann erhalten sie Gelegenheit, ihre Emotionen angesichts des Streits ihrer Eltern zu äußern und die positiven und negativen Seiten beider Eltern zu beschreiben. Sie können ihre Gefühle auch in den Äußerungen anderer Kinder wiedererkennen und einander unterstützen.

Die Therapeuten entscheiden vorher, ob das Gespräch mit der gesamten Gruppe oder in Untergruppen geführt wird. Es folgen einige Beispieltexte für diese Arbeit. Sie sollen die Kinder dazu anregen, in der Untergruppe ins Gespräch zu kommen. Das Thema wird zwar zunächst direktiv eingeführt, die Therapeuten bemühen sich aber später wieder um eine nichtdirektive, begleitende Haltung. Die Kinder dürfen reden, sie dürfen zögern, und sie dürfen schweigen.

»Wenn Eltern sich streiten oder gar nicht mehr miteinander reden, ist dies für Kinder oft sehr schwer. Wir haben in dieser Hinsicht von Kindern früherer Gruppen viel gelernt. Der zehn Jahre alte Tom hat erzählt, er habe immer das Gefühl, zwischen den Fronten seiner Eltern zu stehen. Wer von euch kennt das?«

»Nadja wollte lieber nicht mehr so oft bei ihrem Vater sein, und Joost wollte seine Mutter nicht mehr besuchen. Bei wem von euch ist das auch so? Meint ihr, Nadja und Joost haben ihre beiden Eltern nicht mehr lieb?«

»Wir hören manchmal, dass es für Kinder schwierig ist, sich bei beiden Eltern wohlzufühlen, weil diese einander ständig schlechtmachen. Findet ihr, dass das stimmt? Wie ist das bei euch?«

»Wer von euch findet es schwierig, seiner Mutter etwas über den Vater zu erzählen oder umgekehrt? Das ist oft so, weil Väter und Mütter dann böse oder traurig werden. Die Streitigkeiten zwischen euren Eltern können bei euch alle möglichen Gefühle erzeugen, die euch verwirren können. Kommt das bei euch auch manchmal vor?«

»Ella und Sadir haben erzählt, sie fühlten sich oft einsam, weil ihr Vater oder ihre Mutter nicht gut verstehen, wie sie sich fühlen, oder weil sie zu sehr mit ihrer Trennung und zu wenig mit ihnen beschäftigt seien. Könnt ihr euch das vorstellen?«

»Und manche Kinder sind einfach nur böse auf beide Eltern, auf ihren Vater und auf ihre Mutter, oder auf sich selbst. Sie sind traurig wegen der Streitereien oder ihnen fehlt der Vater oder die Mutter, wenn sie beim anderen Elternteil sind. Wieder andere Kinder sind einfach nur froh, wenn zu Hause weniger gestritten wird oder wenn sie den Vater oder die Mutter nicht so oft sehen müssen. Ihr könnt aber auch ein Mischmasch aus verschiedenen Gefühlen haben. Dann ist es noch komplizierter!«

»Diese Gefühle sind ganz normal, wenn eure Eltern sich streiten und einander schlechtmachen.«

Anschließend kann man die Kinder dazu anleiten, diese Gefühle darzustellen. Siehe dazu auch Anhang 7.

3.10.3 Genereller Verlauf der Sitzungen

Zu Anfang jeder Sitzung bereiten die Kindertherapeuten den Raum vor. Dann folgt eine Vorbesprechung mit den Therapeuten der Elterngruppe. Danach holt das Team die Familien ab. Die Kinder werfen einen Blick in den Elternraum und die Eltern einen Blick in den Kinderraum. Daraufhin machen sich beide Gruppen in ihrem Raum an die Arbeit.

Im Gegensatz zur Elterngruppe hat die Kindergruppe kein festes Programm mit einem bestimmten Thema für jede Sitzung. Die Therapeuten geben den Kindern durch ihre unterstützende und nichtdirektive Haltung die Möglichkeit, selbst Themen vorzubringen. Jede Gruppe macht dies auf ihre Art, im Einklang mit den Bedürfnissen und Beiträgen der Kinder.

Die Themen der einzelnen Sitzungen können unterschiedlich sein, die Arbeitsweisen jedoch wiederholen sich. In Verbindung mit den normalen Regeln für den Umgang in der Gruppe bieten sie den Kindern eine Struktur und Sicherheit. Die Kinder kennen die Arbeitsweise und wissen, wie sie sich verhalten müssen; dadurch wird der Sitzungsverlauf vorhersehbar. Im Einklang mit den verschiedenen Arbeitsweisen begleiten die Therapeuten die Kinder auf emotionaler Ebene.

Jede Sitzung beginnt mit einem Gespräch in der Runde. Wenn die Kinder möchten, können sie erzählen, wie es ihnen in der Zwischenzeit ergangen ist. Sind schöne Dinge passiert? Sind weniger schöne Dinge passiert?

Erzählt ein Kind, dass es zu Hause weniger Streit gibt, schenken die Therapeuten ihm viel Aufmerksamkeit. So können die Kinder Erfahrungen austauschen. Was haben sie bemerkt? Was genau ist passiert? Und was ist daraufhin mit ihnen selbst geschehen? Meist reagieren Kinder spontan auf die Äußerungen anderer, und der Therapeut braucht kaum zu intervenieren.

Die Kinder regen einander an und helfen einander. Manchmal muss der Therapeut ein Kind besonders unterstützen, weil es etwas erzählen möchte, aber Schwierigkeiten hat, es in Worte zu fassen. In solchen wie auch in anderen Fällen braucht der Therapeut Fingerspitzengefühl: Er muss den Kindern Raum geben, ohne Druck auszuüben.

Der Gesprächsrunde kann eine Aufwärmübung folgen: Eine Übung oder ein Spiel bereitet die Kinder auf kreative Aktivität vor, auf den Kontakt zueinander oder darauf, sich zu entspannen und zu den eigenen Wünschen und kreativen Impulsen in Kontakt zu treten.

Danach arbeiten die Kinder an den Themen, die in der Gesprächsrunde zutage getreten sind, und beschäftigen sich mit ihrer Präsentation.

Später werden die Kinder kurz auf die Pause vorbereitet:

> »Gleich holt euch einer der Elterntherapeuten ab und bringt euch in einen Raum, in dem auch eure Eltern sind. Ihr habt dann eine kurze Pause und könnt etwas trinken und Obst essen. Manche Kinder fühlen sich dort ziemlich angespannt, weil dort beide Eltern zusammen sind. Für wen von euch ist das so?«

Es folgt ein Gespräch der Kinder über die Pause und darüber, was sie glauben, das sie dort erwartet. Nach einem gemeinsamen Bewegungsspiel können sie entspannt in die Pause gehen.

Eltern und Kinder sind 15 Minuten lang im Familienraum zusammen. Die Therapeuten sind dort nicht anwesend.

Nach der Pause holen die Kindertherapeuten die Kinder im Familienraum ab und fragen sie, wie sie die Pause erlebt haben:

> »Wer kann etwas über die Pause erzählen? Wie war es für euch, mit beiden Eltern in einem Raum zu sein? Wer fand es schön? Wer fand es komisch? Wer fühlte sich angespannt? Hatte jemand Angst, dass seine Eltern wieder streiten würden? Wer hat seinen Vater oder seine Mutter seit Langem zum ersten Mal gesehen? Und wie war das?«

Wenn ein Kind erzählt, dass es die Situation als sehr angespannt erlebt hat und dass es am liebsten weggelaufen wäre, wird dies zum Thema eines Gruppengesprächs. Die Gruppe kann darüber nachdenken, wie die Situation in der Pause für alle erträglicher gestaltet werden könnte. Beispielsweise könnte ein Kind, das sich sehr angespannt fühlt, ein anderes Kind bitten, die Pause mit ihm zusammen zu verbringen, oder Kinder könnten sich vorher überlegen, was sie zu welchem Elternteil sagen können, was sie in der Pause machen können usw. Die Therapeuten fragen ein Kind, das besonders angespannt ist, auch, ob sie den Eltern erzählen dürfen, dass es in der Pause nervös ist, sodass die Eltern ihm helfen können. So wird die Verantwortung dafür, dass das Kind weniger angespannt ist, auf die Eltern übertragen.

In diesen Gesprächen in der Runde erzählen die Kinder einander oft, was sie in der Pause gesehen und gehört haben.

> Beispielsweise sagen sie: »Ich habe gesehen, wie deine Eltern zusammen ein Formular ausgefüllt haben ... Und sie hatten gar keinen Streit ... Hast du das auch gesehen? Letztes Mal saßen sie noch auf verschiedenen Seiten des Raums ... Ich wünschte mir, meine Eltern könnten auch so nebeneinander sitzen, ohne wieder Streit anzufangen.«

Die Erfahrung lehrt, dass Kinder in den Pausen viel wahrnehmen und fühlen. Dies gibt wichtige Impulse für das Gruppengespräch und nährt die kreative Fantasie.

Nach der Besprechung arbeiten die Kinder weiter an ihrer Präsentation. Gegen Ende der Sitzung kann ein weiteres Spiel die Sitzung abrunden. So entwickelt sich eine lebendige, offene Dynamik, in der die Gruppe auf aktuelle Geschehnisse eingehen kann.

Die Therapeuten bleiben mit allen Kindern in Kontakt und achten darauf, dass ihre Aufmerksamkeitsspanne nicht überbeansprucht wird. Zwei Stunden bei der Sache zu bleiben kann für Kinder zu lang sein. Stellt sich das heraus, legen die Therapeuten zusätzliche Pausen ein.

Oft bitten die Kinder selbst um eine Unterbrechung, und aufgrund der offenen, entspannten und zugewandten Atmosphäre, in der die Stimmen der Kinder wirklich gehört werden, besteht dazu auch die Möglichkeit. Manchmal spielen sie dann ein kurzes Gesellschaftsspiel (Vier gewinnt, Galgenmännchen), ein kurzes Spiel auf dem Handy oder Tablet, hören Musik, plaudern mit einem anderen Kind oder tun, wozu sie Lust haben.

3.10.4 Die Sitzungen

Auf den nächsten Seiten werden die Sitzungen 1 bis 8 beschrieben.

Sitzung 1 – Kennenlernen und Einführung

Zu Beginn der ersten Sitzung lernen die Kinder einander kennen, und die Therapeuten besprechen das Ziel der Gruppe:

»Herzlich willkommen! In der nächsten Zeit kommt ihr einmal in der Woche mit euren Eltern hierher. Ihr habt uns alle schon gesehen, aber wir stellen uns trotzdem noch einmal vor. Ich bin Margreet, und das ist Justine. Wie ihr seht, steht dort eine Kamera. Sie nimmt alles, was wir sagen und tun, auf. Das soll uns helfen, nichts zu vergessen. Manchmal werden wir uns etwas noch einmal anschauen, um festzustellen, ob wir alles gut verstanden haben. Daraus lernen wir etwas. Die Bilder sind nur für uns bestimmt. Wir zeigen sie also weder euren Eltern noch anderen.

Ihr kennt einander noch nicht. Erzählt also kurz, wie ihr heißt, was ihr gerne tut und ob ihr einen Bruder oder eine Schwester in der Gruppe habt.«

Zum Einprägen der Namen eignen sich die folgenden Spiele. Die Kinder können zwischen ihnen wählen:

- Ballspiel: Bildet einen Kreis und werft/stoßt/rollt den Ball einem anderen zu, wobei ihr laut dessen Namen sagt. Jedes Kind kann auch zuerst seinen eigenen Namen sagen und dann den Namen desjenigen, dem es den Ball zuspielt.
- Bewegungsspiel: Jedes Kind sagt laut seinen Namen und führt dabei eine Bewegung aus. Anschließend sagt jedes Kind der Reihe nach den Namen eines anderen Kindes und ahmt dessen Bewegung nach. Dann macht die ganze Gruppe noch einmal die jeweilige Bewegung nach, während sie einen bestimmten Namen nennt.
- Ich gehe in die Gruppe und nehme ... mit: Ähnlich wie das Spiel »Ich packe meinen Koffer und nehme ... mit«. Das erste Kind sagt den Namen des Kindes, das rechts von ihm sitzt, plus seinen eigenen Namen. Das Kind links von ihm wiederholt diese beiden Namen und fügt seinen eigenen hinzu. So geht es weiter im Uhrzeigersinn, bis das letzte Kind im Kreis alle Namen aufsagt. Das Ganze kann noch einmal wiederholt werden.

Danach sitzen die Kinder im Kreis zusammen, und der Therapeut erklärt ihnen Folgendes:

»Wir sind hier zusammen, weil ihr alle Mütter und Väter habt, die nicht mehr zusammenleben, aber immer noch streiten; oder die einander die Schuld an allem Möglichem geben oder nicht mehr miteinander reden. Ihnen ist klar, dass das Streiten für euch nicht gut ist. Sie wollen zwar damit aufhören, wissen aber nicht wie. Deshalb nehmen sie an der Gruppe teil.

Ihr könnt in dieser Gruppe zeigen, was für euch schwierig ist. Ihr dürft darüber sprechen und einander Tipps geben, müsst das aber nicht. Aber ihr werdet etwas machen, womit ihr euren Eltern zeigen könnt, wie es für euch ist, dass sie streiten.

Eure Eltern sind hier, um zu lernen, weniger zu streiten und vielleicht sogar besser zusammenzuarbeiten, damit die Situation für euch zu Hause wieder besser und erfreulicher wird. Manchmal gelingt das Eltern sehr gut, und sie streiten nach der Gruppe viel weniger oder haben gar keinen Streit mehr. Manchmal sind sie wieder viel freundlicher zueinander, und manchmal lassen sie einander einfach nur mehr in Ruhe. Hin und wieder erleben wir auch, dass Eltern das nicht schaffen; dann suchen die Therapeuten der Elterngruppe zusammen mit den Eltern nach einer anderen Lösung.«

Die Kinder sprechen in der Gesamtgruppe über dieses Thema. Dazu kann man ihnen folgende Fragen stellen:

- »Was haltet ihr davon?«
- »Wer von euch fragt sich manchmal, ob diese Streitereien jemals enden werden?«
- »Manche Eltern streiten nicht nur miteinander, sondern reden auch schlecht übereinander. Wer von euch hat das schon einmal erlebt?«

Es ist wichtig, die Kinder von jeder Schuld freizusprechen und ausschließlich die Eltern für die Streitereien verantwortlich zu machen:

»Wer von euch denkt manchmal, die Streitereien seien seine Schuld? Wir sind überzeugt, dass Kinder nie an den Streitigkeiten ihrer Eltern schuld sind und dass es Aufgabe der Eltern ist, ihre Streitereien zu beenden. Was meint ihr?

Wir finden, dass Eltern ruhig unterschiedliche Ansichten über die Kinder oder über Regeln oder über die Erziehung haben können, aber wir finden auch, dass Eltern für die Art, wie sie streiten, Verantwortung übernehmen müssen und dass sie ihren Kindern damit nicht das Leben schwer machen dürfen. Was meint ihr dazu?«

So erhalten die Kinder Gelegenheit, in eigene Worte zu fassen, dass sie den Streit nicht verursacht haben. Die Kinder können einander dabei helfen. Die Älteren können den Jüngeren zu verstehen helfen, dass sie nicht schuld sind; dass sie selbst das früher zwar auch manchmal geglaubt hätten, dass das aber nicht wahr ist.

Eine andere Frage kann lauten:

> »Wer von euch hat schon einmal versucht, einen Streit seiner Eltern zu stoppen? Manche Kinder versuchen das, wenn auch meistens ohne Erfolg, und dann fühlen sie sich schuldig. Wir finden, dass die Eltern ihre Streitigkeiten selbst beenden müssen. Das ist nicht die Aufgabe der Kinder. Deshalb sind eure Eltern in der Gruppe. Sie sollen lernen, einander zu helfen, mit ihren Streitereien aufzuhören. Was meint ihr?«

Wieder werden die Kinder zu einem Gespräch angeregt, ohne dass Druck auf sie ausgeübt wird. Manche Kinder führen Beispiele an und erzählen gern, andere halten sich noch zurück, reagieren aber nonverbal auf das Gesagte. Wieder andere reagieren gar nicht.

Einführung der Präsentation

Auf das Namensspiel und die allgemeine Einführung folgen weitere Erläuterungen über das Ziel der Gruppe. Den Kindern wird erklärt, dass sie darstellen werden, wie sie sich innerlich fühlen, wenn ihre Eltern streiten, und dass sie dazu die verschiedensten Ausdrucksmittel verwenden können:

> »In dieser Gruppe könnt ihr mit allerlei Materialien darstellen, wie es für euch ist, dass eure Eltern sich streiten, nicht miteinander reden oder einander schlechtmachen. Wir werden zusammen herausfinden, welche Ausdrucksform am besten zu euch passt, um zu zeigen, wie ihr euch dabei fühlt. Das kann mit den verschiedensten Mitteln geschehen. Manche Kinder zeichnen gern. Aber ihr könnt auch einen Film oder Fotos machen, eine Geschichte schreiben, Musik aussuchen, rappen oder was auch immer euch sonst einfällt. Ihr könnt sogar vortanzen, wie ihr euch fühlt, wenn eure Eltern sich streiten.
>
> Wir haben auch Kinder gehabt, die ein Graffiti gemacht haben, und sogar jemanden, der ein selbst gemachtes Lied auf der Gitarre gespielt hat. Ein Kind hat sich von einem der Kindertherapeuten zu dem Streit interviewen lassen, während die Eltern zuschauten. Es gibt also sehr

viele Möglichkeiten, und ihr dürft selbst entscheiden, was am besten zu euch passt.

Wir fangen in der nächsten Sitzung mit dieser Arbeit an, und wenn ihr fertig seid, zeigt ihr das Ergebnis in unserem Beisein euren Eltern.«

Die Therapeuten erklären den Kindern, dass sie in dieser Sitzung alles ausprobieren können. Sie dürfen auch von einer Arbeitsweise zu einer anderen wechseln oder mehrere Möglichkeiten miteinander verbinden. Sie können allein oder in einer kleinen Gruppe arbeiten. Nachdem sie verschiedene Ausdrucksformen ausprobiert haben, können sie entscheiden, wie sie ihre Präsentation gestalten und mit wem sie daran arbeiten wollen. Zunächst entwickeln sie einen Plan, und diesen führen sie dann aus.

Während der restlichen Zeit der ersten Sitzung und in den Sitzungen 2 bis 5 arbeiten sie an ihrer Präsentation. Kinder, die (noch) keine Präsentation für ihre Eltern machen wollen, können mit den verschiedenen Arbeitsweisen experimentieren, indem sie an anderen Themen arbeiten. Sie können auch kreativ ausdrücken, warum sie nicht an einer Präsentation arbeiten wollen. Alles ist möglich, und sie müssen ihren Eltern nichts präsentieren, wenn sie das nicht wollen.

Sitzung 2 bis 5 – Die Arbeit an der Präsentation

Übersicht zu den Sitzungen 2 bis 5

- Gespräch im Kreis über die Zeit seit der letzten Sitzung
- Übung oder Spiel
- Arbeit an der Präsentation
- Pause
- Gespräch im Kreis über die Pause und über die Arbeit an der Präsentation vor der Pause
- Fortsetzung der Arbeit an der Präsentation, eventuell abwechselnd mit anderen Aktivitäten
- Abrunden der Arbeit in der Sitzung im Kreis

Gespräch im Kreis

Die Kinder setzen sich in einen Kreis und sprechen über die Zeit seit der letzten Sitzung: Was lief gut? Was nicht? Was haben sie in der Zeit erlebt?

Beabsichtigt ist, ein Gespräch im Kreis entstehen zu lassen, und nicht eine Runde, in der alle Kinder der Reihe nach etwas erzählen. Dies gibt den Kindern die Freiheit, sich einzubringen oder nichts zu sagen, und das Gespräch verläuft so interaktiv, dass alle Kinder beteiligt bleiben. Natürlich können sich die Therapeuten an Kinder, die von sich aus nicht das Wort ergreifen, mit Fragen wenden; es muss aber klar sein, dass allein das Kind entscheidet, ob es antworten will oder nicht.

Übung oder Spiel

Die Therapeuten wählen ein Spiel oder eine Übung aus. Ziel ist, den Kindern beizubringen, sich zu entspannen, sie ins »Hier und Jetzt« zu holen, ihre Konzentration zu verbessern oder ein Thema vorzubereiten. Es gibt auch Übungen, die die Fantasie anregen. Dazu gibt es verschiedene Möglichkeiten, siehe Anhang 7.

Die Arbeit an den Präsentationen begleiten

Während dieses Prozesses gehen die Therapeuten im Raum umher und helfen den Kindern, indem sie ihnen Fragen stellen und selbst Fragen beantworten. Manche Kinder müssen besonders motiviert werden. Wie die Therapeuten dies erreichen, hängt vom einzelnen Kind und von der Gruppe ab. Wenn es in einer Gruppe viele unruhige Kinder gibt, lassen Sie diese am besten in kürzeren Zeiträumen an den Präsentationen arbeiten und schieben häufiger Spielpausen ein als bei einer Gruppe, die längere Zeit konzentriert arbeiten kann. Arbeitet beispielsweise eine Untergruppe an einem Bild und die Therapeuten merken, dass die Aufmerksamkeit nachlässt, können sie die Gruppe wieder fokussieren, indem sie zu dem, was die Gruppe gerade tut und was sie sich vorstellt, Fragen stellen.

Manchmal muss man Kindern auch erst den Weg weisen. Um dies zu erreichen, kann man sie fragen, was sie erleben, wenn ihre Eltern streiten, und indem man Beispiele dafür anführt:

> »Klappt es? Ich kann förmlich sehen, wie es in dir arbeitet. Was würdest du gerne machen? Wie fühlt es sich für dich an, wenn deine Eltern sich streiten? Einige Kinder haben mir erzählt, dass sie sich dann traurig fühlen oder dass sie Angst bekommen oder böse werden oder enttäuscht sind. Andere Kinder haben im einen Augenblick dieses und im anderen jenes Gefühl. Wie ist es bei dir?«

Wenn ein Kind sagt, es sei zuerst traurig und dann wütend, können Sie ihm weiterhelfen mit Fragen wie:

> »Gut, du wirst zuerst traurig und dann wütend. Wie sieht Trauer aus? Wie zeigst du, dass du traurig bist? Welches Tier würde zu deiner Trauer passen? Welche Farbe oder welche Form? Und wie ist das mit dem Wütendsein?«

So helfen Sie einem Kind, sich kreativ auszudrücken. Das Gleiche gilt für Kinder, die sich für Musik, Film oder Theater entscheiden. Folgende Fragen können den kreativen Prozess anregen:

> »Du sagst, dass du oft Angst hast. Welche Musik passt für dich zum Angsthaben? Hörst du manchmal Musik, wenn du Angst hast? Redest du dann manchmal mit dir selbst? Sollen wir einmal versuchen, das aufzuschreiben? Wie sieht jemand aus, der Angst hat? Wie steht jemand da, der Angst hat? Du wolltest doch mit Fotos arbeiten. Sollen wir davon Fotos machen?«

Oft führen solche Fragen zu einer Vertiefung des kreativen Prozesses und des Vorstellungsvermögens. Nicht selten sagt ein Kind dann:

> »Ja, jetzt habe ich eine Idee. Wir können Fotos machen von Haltungen, die Angst und Trauer zeigen, und wir halten Schilder in der Hand, auf denen die Sätze stehen, die wir zu uns selbst sagen, und dabei spielen wir traurige Musik ab.«

Der Therapeut kann das Gespräch in der Gruppe anregen, indem er Fragen stellt wie:

> »Ich habe gerade gesehen, wie du auf YouTube mit Musik beschäftigt warst. Was hast du gefunden? Können wir das einmal hören?«

Und die anderen Kinder kann der Therapeut fragen:

> »Wenn andere diese Musik hören ..., was meint ihr, was sie dann für sie bedeutet? Und welche Gedanken und Gefühle kommen euch selbst dabei? Erkennt ihr diese Gefühle wieder? Oder empfindet ihr das völlig anders?«

> Vielleicht sagt dann einer der Jüngeren: »Es ist ja schön und gut, über Gefühle zu reden ..., aber was soll man dann tun? Meine Eltern machen einfach immer weiter ...«

Der Therapeut kann dann intervenieren, indem er auf die Gruppe zurückverweist:

> »Ja, ich verstehe, was du meinst. Du willst sagen, du wüsstest gern, was man in solchen Situationen tun kann. Erkennt ihr anderen das auch? Und wie denkt ihr darüber?«

Dann entwickelt sich ein Gespräch, in dem die Kinder ihre eigenen Vorstellungen mitteilen, auf andere eingehen und aufgrund dessen ihre Vorstellungen verändern oder erweitern. Die Therapeuten müssen klarstellen, dass es nicht nur *eine* gute Antwort gibt. Dies gewährleistet, dass in der Gruppe eine Meinungsvielfalt zum Ausdruck kommt. Jede Stimme hat das Recht, gehört zu werden, und was für den einen gilt, ist nicht unbedingt auch für jemand anderen richtig. Dies kommt der Sicherheit innerhalb der Gruppe zugute und lädt die Kinder zum Austausch von Gedanken und Gefühlen mit der Gruppe ein.

Während dieser gemeinsamen Reflexionen sagen manche Kinder viel und andere wenig. Der Therapeut ermuntert Letztere, sich am Gespräch zu beteiligen, aber manchmal nehmen Kinder diese Einladung nicht an. Das ist nicht weiter schlimm, denn es ist für sie schon von Wert, den anderen zuzuhören. Das hilft ihnen, ihre Gedanken und Gefühle zu ordnen, und inspiriert sie für die Arbeit an ihrer Präsentation.

So fördern die Therapeuten den Gruppenprozess. Durch ihre Haltung und ihre Interventionen entsteht bei den Kindern Raum für Gespräche, Reflexion und Vertiefung. Dabei lassen die Therapeuten den Kindern genügend Gelegenheit, sich zu entspannen, und folgen, wo es notwendig ist, den Gedankengängen der Kinder, um das Gespräch schließlich wieder auf das Thema zurückzulenken. Und bei alldem stimulieren sie den Austausch der Kinder untereinander.

Wie schon erwähnt wurde, gibt es keine feste Formel, die klarstellt, wie viel Spiel, wie viel kreatives Arbeiten und wie viel reflektierenden Dialog eine Sitzung enthalten muss. Dies kann in Abhängigkeit von den Bedürfnissen und Möglichkeiten der Gruppe und ihrer einzelnen Mitglieder variieren.

Am Ende von Sitzung 5 besprechen die Therapeuten mit den Kindern, was genau sie den Eltern vorführen wollen und was nicht. Danach bleiben den Therapeuten noch zwei Wochen Zeit, um die Projekte fertigzustellen (beispielsweise um einen Film mit Musik zu unterlegen oder Bilder aus einer Präsentation zu entfernen usw.).

Sitzung 6 – Die Präsentationen

Diese Sitzung hat eine andere Struktur, weil die Kinder hier ihre Präsentation den Eltern zeigen (vor der Pause) und die Eltern ihre Präsentation den Kindern (nach der Pause). Kinder und Eltern fangen getrennt in ihrem jeweiligen Gruppenraum an.

Vorbereitung der Kinder auf die Präsentation für die Eltern

> »In zehn Minuten kommen alle Eltern in unseren Gruppenraum. Ihr zeigt ihnen dann eure Präsentationen. Wie findet ihr das? Wen macht das nervös? Wer findet es schön? Oder ganz im Gegenteil gar nicht schön? Und weshalb?«

Dies ist der passende Zeitpunkt, um den Kindern die Endresultate zu zeigen, damit dem Ganzen ein wenig die emotionale Ladung genommen wird. So sind sie auf das, was die Eltern zu sehen bekommen, vorbereitet, und sie können sich noch ein letztes Mal überlegen, ob sie mit dem Endprodukt einverstanden sind.

Die Präsentation

Am Tag der Präsentation sind die Kinder oft nervös. Sie wissen, dass ihre Eltern sich bald ihr Werk anschauen werden, und sind gespannt, wie die Eltern darauf reagieren werden.

Die Kinder machen sich durch ihre Präsentation verletzlich. Ihnen geht vieles durch den Kopf. »Was werden meine Eltern wohl davon halten? Werden sie mir deswegen böse sein? Oder, noch schlimmer, werden sie deswegen einander böse sein?« Nicht selten sind Kinder in dieser Situation besonders laut und albern herum, oder sie sind im Gegenteil auffällig still.

Die Eltern werden in den Kinderraum gebeten. Wenn sie ihn betreten, kann man bei den Kindern verschiedene Reaktionen beobachten. Manchmal halten sie Stühle für beide Eltern frei. Oder sie schauen gespannt von einem Elternteil zum anderen. Andere Kinder können sich nicht entscheiden, neben welchen Elternteil sie sich setzen sollen. Auch sieht man Kinder, die bei einem Elternteil wohnen und mit dem anderen schon seit geraumer Zeit keinen Kontakt hatten, sofort neben dem Elternteil, bei dem sie wohnen, Platz nehmen.

Die Präsentationen der Kinder haben die Form eines Theaterstücks, eines Films, eines Podiums, auf dem verschiedene Darbietungen stattfinden, einer Ausstellung oder einer Kombination dieser Elemente. Die Eltern sind von den Therapeuten instruiert worden, in jedem Fall positiv auf die Präsentationen der Kinder zu reagieren. Es folgen einige Beispiele.

Eine Gruppe hat einen Film über ein Mädchen produziert, das wegen der »Kampfscheidung« seiner Eltern auf eine andere Schule wechseln muss. Die Eltern aller Kinder in der Klasse sind geschieden, ebenso wie der Lehrer. In ihrer Rolle als Klassenkameraden erzählen die Kinder, wie sie unter dem Streit ihrer Eltern leiden. Ein Junge sagt: »Es ist kein Spaß, wenn sich deine Eltern trennen und nicht aufhören zu streiten. Es ist so, als hättest du keine Eltern mehr. Es ist, als wären *sie* die Kinder.«

Zwei Jungen haben Graffitis gemacht. Zu sehen ist eine Person, die zu Boden geschlagen worden ist und am ganzen Körper zittert. »So fühlt man sich innerlich, wenn sich die eigenen Eltern streiten«, erklärt Fred. »Daneben seht ihr, was danach passiert.« Er deutet auf eine Art Werwolf. »Dann verwandelst du dich in ein wütendes Biest.« Der Werwolf sieht aggressiv aus, und aus seinem Maul tropft Blut.

Ein anderes Kind spielt ein Stück auf einer Gitarre. Der Junge hat es selbst geschrieben. Die Melodie ist traurig, und alle Anwesenden einschließlich der Therapeuten sind tief berührt.

Nicht alle Eltern können auf die Präsentationen ihrer Kinder positiv reagieren.

Eine Mutter, die sich einen Foto-Comic ihres Sohnes anschaut, in dem er eine Art Kampftanz darstellt, sagt anschließend: »Nur schade, dass alles so gewalttätig ist.« Als der Therapeut der Mutter erklärt, dass ihr Kind genau das empfindet, wenn seine Eltern sich streiten, und sie die Bilder noch einmal anschauen lässt, sagt sie: »Tja, ich finde es noch immer ziemlich gewalttätig.« Beim dritten Mal versteht sie endlich, worum es geht. Sie ist sichtlich schockiert.

Wir beobachten dies oft bei Eltern. Manchmal ist die Botschaft zu schmerzhaft für sie, als dass sie sie sofort an sich heranlassen könnten.

> Bei der Präsentation eines Mädchens, das sich über das, was es fühlt, interviewen lässt, geschieht Folgendes: Nachdem sie ein paar Fragen beantwortet hat, richtet sie ihren Blick wütend auf ihren Vater, zu dem sie schon länger keinen Kontakt mehr hat: »Papa, würdest du bitte aufhören, alles zu filmen?« Der Vater hat die Präsentation seiner Tochter mit seinem Smartphone aufgenommen. Er hält erschrocken inne und sagt: »Oh ..., ich dachte, du fändest das vielleicht schön.« Die Tochter herrscht ihren Vater an, sie finde es unmöglich, dass er so etwas einfach tue, ohne sie zu fragen. Solche schmerzlichen Situationen kann man als Therapeut nicht immer verhindern. Später sagt ein anderes Kind zu dem Mädchen, dass ihr Vater sie gefilmt habe, weil er sich die Aufnahme später noch einmal anschauen wolle. Der Vater sagt in der Elterngruppe das Gleiche.

Während der Präsentationen behalten die Kindertherapeuten die Kinder im Blick. Die Therapeuten der Elterngruppe halten Kontakt zu den Eltern. Im Mittelpunkt stehen die Präsentationen der Kinder, nicht die Emotionen oder Reaktionen der Eltern.

Das Wichtigste ist hier, dass die Stimmen der Kinder in einem sicheren Kontext gehört werden.

Nachbesprechung der Präsentation für die Eltern mit den Kindern

Nach der Präsentation kehren die Eltern in ihren eigenen Gruppenraum zurück. Die Kinder sprechen in der Großgruppe oder in Kleingruppen darüber, wie es für sie war, ihre Präsentationen den Eltern vorzuführen.

Sie sind nach der Vorführung oft ausgelassen, erleichtert darüber, dass die Präsentation vorbei ist – aber manchmal auch besorgt. Während der Nachbesprechung kommen alle Kinder zu Wort. Sie werden ausgiebig gelobt wegen ihres Muts, sich so verletzlich zu zeigen, und wegen ihrer ausdrucksstarken Botschaft. Die Therapeuten wiederholen noch einmal, dass die Eltern lernen müssen, mit dem gegenseitigen Beschimpfen, den gegenseitigen Beleidigungen und den Streitereien aufzuhören. Das muss für die Kinder unmissverständlich klar sein.

Vorbereitung der Kinder auf die Präsentationen der Eltern

Die Therapeuten erklären den Kindern:

> »Gleich erzählen oder zeigen euch eure Eltern etwas, genau wie ihr gerade euren Eltern etwas gezeigt habt. Wir gehen zusammen in den Raum der Elterngruppe, und dort führen sie euch der Reihe nach etwas vor. Ihr braucht nur zuzuschauen. Wenn ihr wollt, dürft ihr zu euren Eltern noch etwas sagen, wenn sie fertig sind, oder sie etwas fragen. Wenn ihr das nicht wollt, ist das auch in Ordnung. Danach treffen wir uns wieder hier in unserer Gruppe und sprechen noch ein wenig darüber.«

Die Kinder werden in den Raum der Eltern gebeten und dürfen sich dort einen Platz aussuchen. Die Therapeuten der Elterngruppe leiten die Sitzung und bitten die Eltern der Reihe nach, ihre Präsentation vorzuführen.

Auch in diesem Fall sind die Kinder vorher oft nervös. Sie wissen nicht, was ihre Eltern ihnen zeigen werden. Die Reaktionen der Kinder während dieser Sitzung sind oft sehr beeindruckend und zu Herzen gehend.

> Ein Vater, der zu seinem Sohn schon länger keinen Kontakt mehr hatte, liest ein bewegendes Gedicht vor. Darin drückt er aus, was er sich für seinen Sohn wünscht, und er schildert, wie er hat mitansehen müssen, wie sich sein Sohn mit der Trennung und dem Streit zwischen ihnen schwertat. Alle sind sehr beeindruckt, auch die Mutter des Jungen. Der Sohn geht zuerst auf die Mutter zu, sieht, dass auch sie betroffen ist, macht dann kehrt, geht zu seinem Vater und umarmt ihn.
>
> Eine Mutter hat für ihren Sohn einen Rucksack mitgebracht. Der Junge kann diesen Rucksack kaum anheben, so schwer ist er. Er ist voller Steine. Die Mutter erklärt, dies seien die Steine, die ihr Sohn habe tragen müssen, obwohl dies eigentlich die Last der Eltern gewesen sei. Sie nimmt ihm die Last ab und gibt ihm stattdessen einen Edelstein, den er in seiner Tasche tragen kann, und ein paar Karten, auf denen Gefühle benannt sind, die er vorzeigen kann, wenn er sich dementsprechend fühlt, sowie Karten mit Wünschen wie »Besuch im Zoo« und »Fußballspielen«. Der Junge strahlt und gibt seiner Mutter einen Kuss.
>
> Eine andere Mutter hat für ihren Sohn einen wunderschönen Guckkasten mit zwei Häusern darin gebastelt: ein schönes Haus für Papa

und ein schönes Haus für Mama. Das möchte sie ihm zeigen, weil es das ist, was sie sich für ihn wünscht.

Ein Vater hat eine Kette mit einem zerbrochenen kleinen Herzen für seine Tochter gekauft, dessen beide Hälften genau zusammenpassen. Das Herz symbolisiert die Eltern; dass es entzweigebrochen ist, steht für die Trennung; und dass es an einer einzigen Kette um den Hals der Tochter hängt, drückt aus, dass Papa und Mama sie beide lieben.

Die Präsentationen hinterlassen bei den Kindern, den Eltern und auch bei den Therapeuten einen starken Eindruck.

Nachbesprechung der Präsentation der Eltern mit den Kindern

Nach den Präsentationen ihrer Eltern kehren die Kinder in ihren eigenen Raum zurück. In der Großgruppe oder in Kleingruppen sprechen sie darüber, wie sie die Präsentationen der Eltern empfunden haben.

Manche Kinder verstehen die Präsentation ihrer Eltern nicht so recht. Dann fragen die Therapeuten die anderen Kinder, was diese Eltern wohl gemeint haben könnten.

Richards Vater hat für seinen Sohn ein Lied gesungen. Er lief vor seinem Sohn hin und her und hielt dabei einen Regenschirm in der Hand. Bei der Nachbesprechung sagt Richard über die Präsentation seines Vaters: »Keine Chance. Ich habe wirklich null Idee, was mein Vater damit sagen wollte. Ziemlich peinlich auch, so ein Lied.« Als der Therapeut die anderen Kinder in der Gruppe fragt, was der Vater wohl mit dem Lied gemeint haben könnte, sagt ein anderer Junge: »Ich glaube, ich weiß es ... Ich denke, sein Vater wollte sagen, dass er ihn lieb hat.« Richard schaut etwas verdutzt drein, aber nach kurzem Nachdenken sagt er: »Ja ..., du könntest recht haben.«

So werden die Einsichten und Reflexionen der Gruppe auch in der Nachbesprechung genutzt. Die Reaktionen und das Feedback aus der Gruppe sind oft wesentlich wirksamer als Äußerungen der Therapeuten.

Sitzung 7 und 8 – Wehrhaftigkeit und Abschied

Sitzung 7 und 8 haben den gleichen Aufbau wie die Sitzungen 2 bis 5: Kreisgespräch, Übung oder Spiel, Thema, Pause, Kreisgespräch, Thema und Abschluss. Die Kinder geben einander Tipps und nehmen Abschied voneinander.

Tipps

Die Therapeuten erklären, dass einige Eltern sich jetzt gar nicht mehr streiten und andere nur noch selten, dass es aber auch Eltern gebe, die noch sehr oft Streit hätten. Die Kinder geben einander Tipps für den Umgang mit solchen Streitigkeiten.

Sie basteln kleine Schachteln, verzieren sie und schreiben ihren Namen darauf. Dann machen sie einander Vorschläge, was sie tun können, um von den Streitigkeiten ihrer Eltern möglichst wenig tangiert zu werden. Meint ein Kind, einen nützlichen Tipp erhalten zu haben, schreibt es ihn auf einen Zettel, den es in die Schachtel steckt. Nach Abschluss dieser Arbeit haben die Kinder eine Schachtel voller Tipps.

Eine Variante der Übung besteht darin, die Kinder einen Koffer zeichnen und diesen ausschneiden zu lassen. Anschließend kleben oder schreiben sie die Tipps auf ihren Koffer. Die Schachteln oder den Koffer nehmen sie mit nach Hause.

Komplimenterunde

Die Kinder stellen sich in einen Kreis. Der Reihe nach steht eines der Kinder in der Mitte, und alle anderen Kinder machen ihm ein Kompliment. Die Komplimente dürfen sich nicht auf die Kleidung oder das Aussehen beziehen.

Abschied

Die Kinder nehmen voneinander Abschied. Dies kann auf unterschiedliche Weise geschehen:

- Was ich dir noch sagen will ... (1): Die Kinder schreiben ihren Namen auf ein Blatt Papier und hängen dieses an einer Wand auf. Jedes Kind schreibt oder zeichnet auf jedes dieser Blätter eine Abschiedsbotschaft. Die Kinder nehmen das Blatt mit ihrem Namen mit nach Hause.
- Was ich dir noch sagen will ... (2): Die Kinder bekommen alle einen Post-it-Block und schreiben Abschiedsbotschaften und Komplimente für die anderen Kinder darauf. Sie kleben diese

Zettel auf den Rücken des Kindes, auf das sich die Botschaft bezieht. Am Ende liest jedes Kind seine Post-it-Blätter vor.
- Abschiedskärtchen: Jedes Kind schreibt eine Karte/Botschaft für jedes andere Kind auf. Die Kinder nehmen ihre Kärtchen mit nach Hause.

Evaluation

Zum Abschluss der Kindergruppe findet ein Kreisgespräch zur Evaluation und zur Abrundung statt.

»Wie hat euch die Gruppe gefallen? Was fandet ihr gut, was nicht gut usw.? Wie hat sich die Gruppe auf eure Eltern ausgewirkt? Was hat sich verändert, und was muss sich eurer Meinung nach noch verändern? Was sollten wir in der nächsten Gruppe genauso machen und was sollten wir aus dem Programm nehmen? Habt ihr noch irgendwelche Ideen, was gefehlt hat?«

3.11 Vorspeise, Hauptgericht und Nachspeise

Manche Familien, die zu uns kommen, haben schon verschiedene Hilfsangebote in Anspruch genommen. Diese Hilfe kann in einem organisatorischen Rahmen erfolgt sein, in dem die Kinder im Mittelpunkt stehen, wie im Fall einer Erziehungsbeistandschaft. Oder es hat eine Therapie, beispielsweise eine Paartherapie für die Eltern, eine Elternberatung, ein Kurs in Elternschaft nach der Trennung, eine Traumatherapie für einen oder beide Elternteile oder für die Kinder, eine Mediation oder Ähnliches stattgefunden, manchmal auch eine Kombination aus mehreren der genannten Interventionsarten.

Das Programm *Kinder aus der Klemme* ist dann eine Art Nachspeise, die auf allen vorangegangenen Interventionen aufbaut. Manchmal fügt sich danach alles und es gelingt den Eltern, einen anderen Weg einzuschlagen. Sie sagen dann oft: »Dies ist unser letzter Strohhalm, wir haben schon so viel versucht.« Eltern, ihr Netzwerk und insbesondere die Kinder sind häufig an einem Punkt angelangt, an dem sie nichts lieber wollen als weniger Streit in ihrem Leben, weil sie restlos genug davon haben, ihre gesamte Lebensenergie und ihr Geld in letztlich sinnlosen jahrelangen Auseinandersetzungen zu vergeuden.

Ein emotional sehr aufgewühlter Vater, der sein Verhalten radikal verändert hatte, sagte einmal in einer Sitzung:

> »Mir wird jetzt erst bewusst, wie viel Lebensenergie mich diese acht Jahre Streit gekostet haben. Es hat mich krank gemacht, mich viel Geld gekostet, und ich habe viele Freunde verloren; mein ganzes Leben war davon beherrscht. Aber wofür eigentlich? Das Ganze hat niemandem genützt. Im Gegenteil. Ich finde es schrecklich, das jetzt einsehen zu müssen, aber es hilft mir auch, ab jetzt wieder zu leben anzufangen.«

Manchmal ist unser Programm das Hauptgericht. Dann haben die Teilnehmer vorher wenig Hilfe in Anspruch genommen, Therapien schnell wieder abgebrochen oder sie für ihren Streit instrumentalisiert. In solchen Fällen kann *Kinder aus der Klemme* den Eltern und ihrem Netzwerk helfen, einen anderen Kurs einzuschlagen, der die Kinder aus dem Dilemma befreit.

Und schließlich gibt es auch Familien, für die *Kinder aus der Klemme* eher eine Art Vorspeise ist. Sie erzielen während der Arbeit daran zwar gewisse Fortschritte, haben aber nach den acht Sitzungen noch keine wirklich neue Form gefunden, die ihre Kinder aus ihrer Zwangslage befreien würde. Diesen Familien bieten wir eine Folgebehandlung an, die da ansetzt, wo sie sich befinden. Wenn möglich führen die Therapeuten ihrer Gruppe diese Folgebehandlung selbst durch. Dabei kann ein Kindertherapeut oder Elterntherapeut nach Bedarf Gespräche zwischen einem Elternteil und einem Kind organisieren, oder einer der Elterntherapeuten führt weitere Gespräche mit den Eltern, oft auch im Beisein von Angehörigen ihrer Netzwerke. Manchmal braucht auch ein Kind oder ein Elternteil nach Abschluss unseres Programms eine Form von Therapie. In wieder anderen Fällen sind Gespräche mit der ganzen Familie, mit den Eltern und den Kindern, eine gute Ergänzung des Programms.

Weil wir diese Folgebehandlungen selbst anbieten können, sind wir sehr gut in der Lage, auf allem, was in der Gruppe behandelt und erreicht worden ist, aufzubauen. Kontinuität ist in einer Therapie sehr wichtig.

Etwa die Hälfte der Familien, die an unseren Gruppen teilgenommen haben, bringt uns das Vertrauen entgegen, in einer mehr oder weniger intensiven Folgebehandlung mit uns weiterzuarbeiten.

Die Zahl der Familien, die weder im Rahmen unseres Programms zufriedenstellende Resultate erzielt haben, noch mit uns weiterarbeiten wollen, ist klein; sie liegt bei ungefähr zehn Prozent.

Nachwort

»Ever tried. Ever failed. No matter.
Try again. Fail again. Fail better.«
Samuel Beckett, *Worstward Ho*[19]

Dieses Buch enthält die Beschreibung eines *Work-in-Progress*. Seit der Durchführung unserer ersten Gruppe haben wir das Gefühl, uns mit einem sehr wichtigen Projekt zu beschäftigen, aber uns ist auch klar, dass daran noch viel verbessert werden kann. Manchmal sind wir begeistert darüber, was wir in einer Sitzung erreicht haben, aber in anderen Fällen packt uns die schiere Verzweiflung. Beim Erscheinen dieser Übersetzung unseres Buches sind wir schon wieder damit beschäftigt, unser Programm zu verändern. Weil wir uns ständig mit den Eltern und Kindern unserer Gruppen austauschen und uns auch selbst in einer kontinuierlichen Diskussion befinden, sind wir immer offen für Veränderungen.

Deshalb wird unser Programm in Bewegung bleiben, möglicherweise dauerhaft. Und deshalb wird es wohl nie ein für alle Zeiten verbindliches Protokoll geben. Das Programm wird immer wieder auf die Bedürfnisse der jeweiligen Gruppe abgestimmt werden. Und nach jeder Evaluation werden wir aufgrund konstruktiver Vorschläge der beteiligten Eltern erneut Veränderungen vornehmen.

Wichtige Veränderungen geben wir über unsere Website www.kinderenuitdeknel.nl bekannt. Und in jeder neuen Ausgabe des vorliegenden Buches werden in der Zwischenzeit vorgenommene Veränderungen besprochen. Die Website ist auch auf Englisch verfügbar.

Wir hoffen, dass Therapeuten, die nach dem Programm *Kinder aus der Klemme* arbeiten, die Grundprinzipien der Methode übernehmen, sich aber auch frei fühlen, Anpassungen vorzunehmen, die ihnen in der konkreten Situation sinnvoll erscheinen.

Das Programm *Kinder aus der Klemme* ist kein Wundermittel, das alle komplexen hochstrittigen Trennungen zu deeskalieren vermag und mit dem man alle Kinder aus ihrer »Klemme« befreien kann. Unsere Erfahrungen mit dieser Arbeitsweise sind aber so positiv, dass wir weiter auf diesen Ansatz vertrauen und uns auch in Zukunft auf dieser Grundlage für Kinder und ihre Eltern einsetzen wollen.

---

19 dt.: Aufs Schlimmste zu.

Anhang

Anhang 1: Brief mit Erläuterung zu allen benötigten Formalitäten

Ort, Datum

Sehr geehrte/r Frau/Herr,
Sie und der andere Elternteil Ihres Kindes/Ihrer Kinder haben sich für das Programm *Kinder aus der Klemme* angemeldet. Es handelt sich dabei um ein Programm/eine Behandlung für Eltern und Kinder, die in eine (oft langwierige und) schmerzhafte Trennung verwickelt sind. Das Programm existiert schon seit einigen Jahren und Dutzende von Familien wurden nach dieser Methode unterstützt. Mit seiner Hilfe wurden viele gute Ergebnisse erzielt, auch bei Familien, die schon fast jede Hoffnung auf eine Veränderung zum Positiven aufgegeben hatten.

Wir hoffen, dass auch Sie von dieser Arbeit profitieren werden.

Für das erste Gespräch brauchen wir von Ihnen umgehend folgende Dokumente:

1. Das beiliegende Anmeldeformular (Anmeldeformular der überweisenden Einrichtung)
2. Einen ausgefüllten Fragebogen, der offene Fragen über Ihr Kind/Ihre Kinder beinhaltet (siehe Anhang 2). Haben Kinder Kontakt zu beiden Eltern, bitte möglichst pro Kind einen von beiden Eltern ausgefüllten Fragebogen erstellen.
3. Falls die Behandlung in einer kinder- und jugendpsychiatrischen Praxis oder einer Kinder- und Jugendpsychiatrie stattfindet:
   - Krankenversichertenkarte
   - Überweisungsschein

Sobald alle Unterlagen bei uns eingetroffen sind, kann das erste Vorgespräch, an dem nur die Eltern teilnehmen, geplant werden.

Dieses Gespräch hat folgende Ziele:

- Erstes Kennenlernen;
- Vermitteln von Informationen über das Programm und über unsere Arbeitsweise;

- Vermitteln von Informationen über die Teilnahmevoraussetzungen;
- Beantwortung Ihrer Fragen;
- Klärung der Frage, ob die Teilnahme beider Eltern zur Verbesserung der problematischen Situation beitragen kann;
- Erläuterung der Rahmenbedingungen und des Zeitpunkts der ersten Gruppensitzung.

Nach diesem ersten Vorgespräch wird entschieden, ob Sie an unserem Programm teilnehmen können. Bitte geben Sie uns telefonisch oder per E-Mail Bescheid, wie Sie sich entschieden haben.

Außerdem bitten wir Sie um Ihr Einverständnis im Rahmen einer Schweigepflichtsentbindung, dass wir ggf. zur Kindertagesstätte, zum Haus- oder Kinderarzt, zur Schule Ihres Kindes/Ihrer Kinder sowie zu anderen wichtigen Beteiligten Kontakt aufnehmen können.[20]

Wenn Sie teilnehmen, folgt das zweite Vorgespräch, bei dem auch Ihr Kind/Ihre Kinder dabei sind. (Aus Rücksicht auf die Kinder lernen die Therapeuten sie nur kennen, wenn es zur Gruppenteilnahme kommt.) Nach einer kurzen Vorstellungsrunde, an der die Eltern, das Kind/die Kinder und die Therapeuten teilnehmen, begeben sich Ihre Kinder mit dem oder den Kindertherapeuten in einen anderen Raum. Mit beiden Eltern wird im Rahmen dieses zweiten Vorgesprächs auch jeweils einzeln gesprochen.

Wir erklären Ihnen gerne, weshalb Sie die Formulare für uns ausfüllen müssen. Vor allem geht es uns darum, Informationen über Sie, Ihre Situation und Ihr Kind/Ihre Kinder zu sammeln, um Ihnen möglichst gut helfen zu können.

Wir freuen uns, möglichst bald die gewünschten Dokumente von Ihnen zu erhalten, damit wir den Termin für das erste Vorgespräch planen können.

Mit freundlichen Grüßen
im Namen des Kinder-aus-der-Klemme-Teams
.... Therapeut Elterngruppe
.... Therapeut Elterngruppe

Anlagen

- Anmeldeformular der überweisenden Einrichtung
- Fragebogen »Offene Fragen zu den Kindern«

20 Die Schweigepflichtsentbindung ist nicht immer erforderlich.

Anhang 2

Offene Fragen zu den Kindern

Name Ihres Kindes/Ihrer Kinder, die an dem Programm teilnehmen:

____

____

Wer hat das Sorgerecht für die Kinder?

____

Wann haben Sie sich scheiden lassen/sich von Ihrem Partner getrennt?

____

Wie lautet die aktuelle Umgangsregelung? Wann sind die Kinder bei welchem Elternteil?

____

____

____

Wird professionelle Hilfe in anderer Form beansprucht (einschließlich eventueller Beistandschaft/Vormundschaft)? Wenn ja, welche?

____

Gibt es unabgeschlossene Gerichtsverfahren (die für die Dauer des Behandlungsprogramms ruhen können)?

____

____

Wie sieht Ihre heutige Familienstruktur aus? (Namen und Alter, [Halb-/Stief-]Geschwister, neue Partner)

____

____

____

Aus welchen Gründen nehmen Sie an diesem Programm teil?

____

____

____

____

____

Welche Beschwerden beobachten Sie zurzeit bei Ihrem Kind/Ihren Kindern?

Wie würden Sie die aktuelle Beziehung zwischen Ihrem Kind und seinen Eltern, eventuellen (Halb-/Stief-)Geschwistern und eventuellen neuen Partnern charakterisieren?

Welche Schule/Kindertagesstätte besucht Ihr Kind, und wie geht es ihm dort?

Welche Hobbys/Sportarten/andere Freizeitbeschäftigungen pflegt Ihr Kind?

Gab es in der Entwicklung Ihres Kindes schon vorher Probleme (z. B. hinsichtlich der Motorik, des Essverhaltens, des Schlafverhaltens, des Sprechens/der Sprachentwicklung)?

Hatte Ihr Kind unabhängig von der Trennung/Scheidung einschneidende bzw. traumatische Erlebnisse, und wenn ja, welche und wann?

Beschreiben Sie einige positive Eigenschaften Ihres Kindes; worauf sind Sie stolz?

Herzlichen Dank für das Ausfüllen dieses Fragebogens!

Anhang 3:
Einladung zur Teilnahme (nach dem Vorgespräch)

Ort, Datum

Liebe Eltern,
in Kürze werden Sie zusammen mit Ihren Kindern an dem Programm *Kinder aus der Klemme* teilnehmen, einem Programm für Familien, die in eine hochkonflikthafte Trennung bzw. Scheidung verwickelt sind.

Die Treffen finden an einem .... von ... Uhr bis ... Uhr statt in

.... (Name der Einrichtung),

.... (Straße u. Hausnummer)

in .... (Ort).

Es ist wichtig, dass sowohl Sie als auch die Kinder an allen Sitzungen teilnehmen.

Datum der Sitzungen:

Sitzung 1 ....
Sitzung 2 ....
Sitzung 3 ....
Sitzung 4 ....
Sitzung 5 ....
Sitzung 6 ....
Sitzung 7 ....
Sitzung 8 ....

Wir bitten Sie, zur ersten Gruppensitzung ein Foto von Ihrem Kind/Ihren Kindern mitzubringen.

Der Informationsabend findet statt am .... (Datum) von ... Uhr bis ... Uhr am gleichen Ort. Zu diesem Treffen kommen Sie bitte zusammen mit Angehörigen Ihres persönlichen Netzwerks, Menschen, die sich Ihnen und Ihren Kindern verbunden fühlen. Das können beispielsweise Familienmitglieder, Freunde oder Ihr jetziger Partner sein. Während dieses Treffens werden wir über das Projekt informieren, und es stellt gleichzeitig den Anfang der Behandlung dar.

Bitte teilen Sie uns per E-Mail mit, mit wie vielen Begleitpersonen Sie zu dieser Veranstaltung kommen werden, damit wir wissen, mit wie vielen Teilnehmern wir insgesamt rechnen können.

Wir hoffen auf eine fruchtbare Zusammenarbeit.

Bis .... (Datum)!

Mit freundlichen Grüßen

.... und .... (Therapeuten und Elterngruppe)

.... und .... (Therapeuten und Kindergruppe)

Anhang 4: Erläuterung destruktiver Kommunikationsmuster

Eltern, die sich getrennt haben und die ihren Streit fortsetzen, sind in destruktiven Kommunikationsmustern gefangen. Die Muster sind der Feind aller Familien- und Liebesbeziehungen.

Es gibt drei Grundmuster, in denen Menschen sich verfangen können und die Beziehungen immer unsicherer und aussichtsloser machen:

1. Das erste Muster: Kontakt suchen – Kontakt abwehren.
2. Das zweite Muster: Kontakt suchen – Kontakt suchen.
3. Das dritte Muster: Kontakt abwehren – Kontakt abwehren.

Ein Beispiel

A nimmt per E-Mail, Telefon oder im direkten Gespräch Kontakt zu B auf und möchte B etwas klarmachen. Beispielsweise sagt A, B solle besser darauf achten, dass Tommy sich glutenfrei ernährt, weil Tommy immer so starke Bauchschmerzen habe, wenn er bei B gewesen sei. Ist in der Beziehung alles in Ordnung, hört B auf den Rat, beruhigt A und bedankt sich für den fürsorglichen Rat.

Besteht zwischen den beiden eine Streitbeziehung, verfällt B entweder in eine Defensivhaltung und reagiert nicht, oder er geht zum Gegenangriff über: »Mit all deinen Regeln engst du Tommy viel zu sehr ein, davon und von nichts anderem bekommt er Bauchschmerzen. Ich selbst kann dieses Verhalten von dir auch nicht ab, und ich bin froh, dass ich davon erlöst bin; bei mir hat er nie Bauchschmerzen« usw.

Kontakt suchen – Kontakt abwehren

Bei diesem Muster hat A das Gefühl, nicht gehört zu werden, versucht aber, B mit seiner Botschaft doch noch zu erreichen. Möglicherweise versucht er, sein Ziel durch eine Anruf- oder E-Mail-Kanonade zu erwirken. Je intensiver sich A bemüht, B zu erreichen, umso nachdrücklicher geht B zu ihm auf Abstand, bis er schließlich jeden Kontakt verweigert und das Telefon abschaltet.

Kontakt suchen – Kontakt suchen

Im Fall des zweiten Musters kommt es zu einer Eskalation gegenseitiger Vorwürfe. A möchte B etwas verdeutlichen und B überzeugen und

B versucht im gleichen Augenblick, A etwas klarzumachen und A von der Richtigkeit seiner Sicht zu überzeugen. Und weil A und B beide das Gefühl haben, nicht gehört, anerkannt und verstanden zu werden, machen sie einander immer heftigere Vorwürfe, und bei beiden entsteht ein immer stärkeres Gefühl der Verzweiflung.

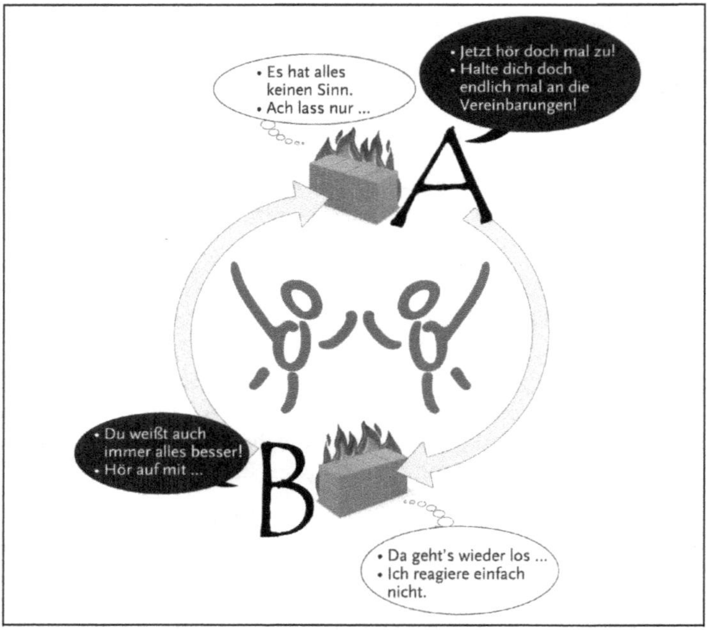

Abb. 6: Destruktive Kommunikationsmuster

Kontakt abwehren – Kontakt abwehren

Das dritte und letzte Muster besteht darin, dass A aufgibt und nicht mehr versucht, Kontakt aufzunehmen, und auch B in einer Abwehrhaltung verharrt. Beide verschanzen sich hinter einer Mauer und bleiben in ihrer eigenen Wahrheit gefangen, in der sie den anderen als den Täter und sich selbst als das Opfer sehen.

Diese Muster haben die Tendenz zu eskalieren (darauf gehen wir in Sitzung 3 ein).

Wie die Abbildung zeigt, sind nicht nur die Eltern in den destruktiven Mustern gefangen, sondern auch die Kinder geraten dadurch in die Klemme. Sie sind zwischen den Fronten der Eltern gefangen, und ihnen bleibt kein Ausweg.

Hausaufgaben für die Zeit zwischen Sitzung 1 und 2

1. Destruktive Muster erkennen:

Versuchen Sie, in Ihrer Interaktion mit dem anderen Elternteil destruktive Muster wiederzuerkennen, und achten Sie dabei ganz besonders darauf, *was Sie selbst* tun, welche Rolle Sie in diesem Teufelskreis spielen und in welcher Haltung Sie zu Ihrem Ex-Partner in Kontakt treten. Besprechen Sie, was Sie herausgefunden haben, mit Angehörigen Ihres Netzwerks. Wenn diese verstehen, was Sie sagen, haben Sie es verständlich erklären können. Wenn nicht, sollten Sie die obige Erläuterung noch einmal lesen. Beziehen Sie die Menschen in Ihrer Umgebung in Ihre Aufgabe ein, indem Sie sie fragen, was sie selbst sehen und wiedererkennen. Bitten Sie sie, mit Ihnen zusammen darüber nachzudenken, wie Sie dem Teufelskreis entrinnen können.

2. Wir bitten Sie, sich einen oder zwei der folgende Dokumentarfilme anzuschauen:

- »Das Kind gehört mir! Eltern im Scheidungskrieg«[21]
- »Scheiden tut weh – Rosenkrieg«[22]
- »Doku über Eltern im Scheidungskampf«[23]

Ihre Aufgabe beim Anschauen der Dokumentarfilme lautet:

- Können Sie die Muster erkennen, in welche die Eltern verstrickt waren?
- Was bedeutete dies für die Kinder?

Schicken Sie die Links zu diesen Sendungen allen Angehörigen Ihres Netzwerks mit der Bitte, sich die Dokumentarfilme anzuschauen. Oder schauen Sie sich die Filme zusammen mit Ihrem Netzwerk an.

21 https:// www.youtube.com/watch?v=aMAZXfJAKes
22 https://www.youtube.com/ watch?v=FbpJ_RzGNWY
23 https://www.youtube.com/watch?v=ocMWwx4E6wo

Anhang 5: Was macht es mit den Kindern?

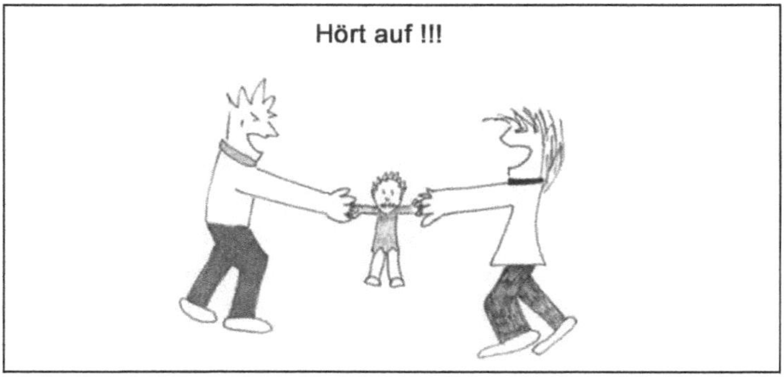

Hört auf!!!

Was macht es mit den Kindern, wenn sie in den destruktiven Kommunikationsmustern ihrer Eltern gefangen sind?

Kinder haben zwei Eltern, mit denen sie existenziell verbunden sind. Wenn ihre beiden Eltern gegeneinander kämpfen, werden sie innerlich zerrissen. Ihnen geht dann das Gefühl innerer Einheit verloren. Sie können sich nur in einer sicheren Umgebung entwickeln. Sie müssen sich darauf verlassen können, dass ihre Eltern ihren Werdegang im Auge behalten und alles daransetzen, ihr Leben in eine gute Richtung zu lenken.

Wenn Eltern ihr Kind bei ihrer Trennung nicht aus dem Blick verlieren, kann es alle Veränderungen gut verkraften und muss nicht zwangsläufig Schaden erleiden. Natürlich sind solche Veränderungen für das Kind nicht angenehm und es bereitet ihm Kummer, an bestimmten Tagen auf den einen oder den anderen Elternteil verzichten zu müssen. Auch Wechsel des Wohnorts, der Schule und der Nachbarschaft, Veränderungen hinsichtlich des Kontakts zu Freunden, Großeltern und anderen Familienangehörigen sowie die Notwendigkeit, sich an neue Stiefeltern und Stiefgeschwister samt deren Familien zu gewöhnen, erfordern eine starke Anpassung und können Kinder aus dem Gleichgewicht bringen. Begleiten die Eltern diese Veränderungen jedoch so, dass das Kind das Gefühl hat, dazuzugehören und von ihnen fürsorglich behandelt zu werden, findet es sein inneres Gleichgewicht allmählich wieder.

Bekämpfen die Eltern einander jedoch, gelingt dies dem Kind nicht. Je heftiger der Streit, umso stärker wird das innere Gleichgewicht des Kindes gestört.

Insbesondere wenn Eltern einander dämonisieren und ihren Ex-Partner als bösartig oder gar als einen Teufel hinstellen, der ihnen das Leben zur Hölle macht, werden ihre Kinder mit ihrer Trennung nicht fertig. Sie leben dann in zwei Wahrheiten und geraten dadurch in Verwirrung. Und wenn Kinder ihren Schmerz und ihre Verwirrung zum Ausdruck bringen, besteht immer die Gefahr, dass ihre Eltern dies für Angriffe auf ihren Ex-Partner zu instrumentalisieren versuchen: »Siehst du jetzt, was du unserem Kind damit antust?« Oder dass sie zu dem Kind selbst sagen: »Ach, dein Vater/deine Mutter ...!«

Kinder reagieren auf diese unerträgliche Situation sehr unterschiedlich. Einige passen sich perfekt an, um keinen Anlass zu weiteren Streitigkeiten zu geben. In ihrem Bemühen, ihren Eltern zu helfen, werden sie zur weisen Stimme. Auf den ersten Blick scheint bei ihnen alles in Ordnung zu sein, doch aus ihren Äußerungen geht klar hervor, wie sehr sie unter dem Streit leiden.

Andere Kinder reagieren aufsässig und bekümmert und bringen dies bei jeder Gelegenheit, zu Hause und in der Schule, zum Ausdruck. Wieder andere Kinder entwickeln Symptome wie Bettnässen, aber auch Angststörungen bis hin zu Konversionsstörungen.

Bestimmte Kinder halten das Leben in zwei Wahrheiten gar nicht aus. Fast alle Angehörigen der Netzwerke der Eltern ergreifen Partei für einen Elternteil – und die Kinder manchmal ebenfalls. Sie entscheiden sich für eine Wahrheit und einen Elternteil und wollen den anderen dann nicht mehr sehen. So schmerzhaft dies für den betroffenen Elternteil sein mag, ist es doch nur zu verständlich.

Geschwister entscheiden sich oft für einander entgegengesetzte Standpunkte; der eine »wählt« die Wahrheit der Mutter, der andere die Wahrheit des Vaters. Besonders traurig ist, dass die Geschwister in solchen Fällen meist völlig den Kontakt zueinander verlieren – einerseits, weil sie einander nur noch selten oder gar nicht mehr zu Gesicht bekommen, und andererseits, weil es ihnen schwerfällt, den Kontakt zu jemandem aufrechtzuerhalten, der in einer anderen Wahrheit lebt.

Viele Kinder von Eltern in Trennungskonflikten leiden unter Konzentrationsstörungen, was zu Leistungsabfall in der Schule führt.

Beenden Eltern ihre Streitigkeiten und lassen sich auf einen – mehr oder weniger häufigen – freundlichen Umgang miteinander ein, profitieren meist auch die Kinder davon. Ihre Symptome verschwinden, ihre schulischen Leistungen werden besser, und sie können sich wieder weiterentwickeln.

Hausaufgaben für die Zeit zwischen Sitzung 2 und 3

1. Destruktive Muster erkennen

Üben Sie sich weiter darin, sich der destruktiven Muster in Ihrer Interaktion mit Ihrem Ex-Partner bewusst zu werden. Achten Sie dabei wieder ganz besonders auf das, *was Sie selbst* tun, auf Ihre Position in dem Teufelskreis und darauf, wie Sie sich dem anderen gegenüber verhalten. Das können Sie nämlich verändern. Darauf haben Sie Einfluss. Den anderen können Sie nicht verändern, das ist unmöglich. Vergessen Sie nicht, Ihr Netzwerk in Ihre Bemühungen einzubeziehen. Bitten Sie die Menschen in Ihrer Umgebung um Hilfe, um Gedankenaustausch und um Tipps. Ihre Kinder werden die Entspannung spüren und den Raum, der entsteht, wenn Sie nicht mehr in diesen Mustern gefangen sind.

2. Was bewirkt Ihr Streit bei Ihrem Kind/Ihren Kindern

Reden Sie mit einem Angehörigen Ihres Netzwerks über Ihre neugewonnenen Erfahrungen und Erkenntnisse bezüglich der Frage, was es mit Kindern macht, wenn ihre Eltern sich in einem Dauerstreit befinden. Stützen Sie sich dabei auf die Theorie, die wir im Vorangegangenen erläutert haben. Sie können auch über die Übung mit den Kinderstühlen berichten und darüber, wie Sie sich gefühlt haben, als Sie sie ausführten.

Tauschen Sie sich darüber aus, was Sie bei Ihrem Kind/Ihren Kindern wiedererkannt haben und woran Sie merken, dass die Kinder unter der Situation leiden.

3. Film anschauen

Schauen Sie sich den kurzen Kinderfilm »Der Kleine und das Biest« (ZDF tivi) an. Hören Sie das Lied »Lisa« von den Wise Guys. Lesen Sie den Artikel »Hört endlich auf. Das Protokoll einer Zerrüttung« von Björn Stephan, erschienen im Stern vom 15.10.2015.

Besprechen Sie den Inhalt mit Ihrem Netzwerk.

4. Geschichte für Ihr Kind/Ihre Kinder

Zur Vorbereitung auf Sitzung 3: Schreiben Sie einen Brief an Ihr Kind/Ihre Kinder, in dem Sie erklären, warum Sie nicht (mehr) als Familie zusammenwohnen.

Falls Ihr Kind noch sehr klein ist, können Sie sich auch vorstellen, es sei schon etwas älter, beispielsweise 12 oder 18 Jahre alt.

Wichtig ist, dass beide Eltern in Ihrem Brief zu ihrem Recht kommen. Es ist in Ordnung, wenn aus dem Schreiben hervorgeht, dass Sie verschieden sind und eventuell auch unterschiedliche Gründe haben, nicht mehr zusammenleben zu wollen. Das bedeutet jedoch nicht, dass Sie Ihren Ex-Partner in Ihrem Brief beschuldigen, ihn in ein schlechtes Licht rücken, schwerwiegende Vorwürfe gegen ihn erheben oder ihn durch Seitenhiebe verletzen. Versuchen Sie, Ihren Brief so abzufassen, dass Ihr Ex-Partner ihn sich anhören könnte, ohne den Impuls zu verspüren, wegzulaufen, wenn Sie ihm den Brief vorlesen.

Bringen Sie dem anderen Elternteil in Ihrer Geschichte angemessenen Respekt entgegen; schreiben Sie die Geschichte so, dass Ihr Kind sie erzählen kann, wenn es gefragt wird, warum seine Eltern getrennt leben. Es soll mit der Geschichte leben können, sich in ihr heimisch fühlen und mit ihr aufwachsen können, ohne in Verwirrung zu geraten, ohne sich zu schämen oder schuldig zu fühlen, weil es tief innerlich beide Eltern liebt.

Lesen Sie die Geschichte anderen Angehörigen Ihres Netzwerks vor und überprüfen Sie dann erneut, ob sich Ihr Ex-Partner bei dieser Geschichte wohlfühlen und sie sich anhören könnte und ob Ihr Kind sich mit ihr wohlfühlen, mit ihr leben und damit *zur Ruhe kommen* kann. Es sollte eine Geschichte sein, die Unterschiede anerkennt und gleichzeitig die innere Spannung erzeugende Verwirrung auflöst.

In Sitzung 3 erhalten Sie Gelegenheit, in einer kleineren Gruppe aus drei Elternpaaren Ihren Brief vorzulesen. Sorgen Sie dafür, dass das Vorlesen *nicht länger als fünf, allerhöchstens sieben Minuten* dauert. Ist der Brief länger, dann kürzen Sie ihn mithilfe Ihres Netzwerks auf die wesentlichen Aussagen. Alle Briefe werden in der Gruppe besprochen. *Es steht zu diesem Zeitpunkt noch nicht fest, ob Sie den Brief Ihren Kindern tatsächlich vorlesen oder geben werden.* Das kann später noch entschieden werden.

Anhang 6
Eskalierende Konflikte, Traumata und das Stress-System

Elternpaare, die in eine hochkonflikthafte Trennung verwickelt sind, haben sich oft an einem Punkt getrennt, an dem sie einander kaum noch als positiv erleben konnten. Manchmal gingen heftige Kämpfe voraus, bei denen psychische oder sogar physische Gewalt, oft vonseiten beider Beteiligter, im Spiel war. Der Entschluss zur Trennung ging vielfach von einem der Partner aus, während der andere diese absolut nicht wollte und sich verraten fühlte. Gelegentlich entstammt ein neuer Partner dem gemeinsamen Freundeskreis des Paares, was das Gefühl, verraten worden zu sein, noch verstärken kann. Der nun ausgeschlossene Partner hat dann das Gefühl, ausgetauscht worden zu sein, was sehr verletzend wirken und außerdem frühere schmerzhafte Erlebnisse wieder aufleben lassen kann.

Manchmal haben Eltern nur sehr kurz oder nie in einem gemeinsamen Haushalt gelebt, bevor sie sich ausdauernd über die adäquate Versorgung ihres gemeinsamen Kindes streiten.

Bei vielen hochkonflikthaften Trennungen sind die schmerzhaften Erlebnisse der Beteiligten im Laufe der Zeit nicht seltener geworden, sondern im Gegenteil eskaliert und haben auf ein umfassenderes soziales Netz übergegriffen.

Eltern in dem Programm *Kinder aus der Klemme* leiden oft unter einer gewaltigen Bürde schmerzhafter Erlebnisse aus ihrer Partner- und/oder Elternbeziehung, aus früheren Beziehungen und aus ihrer eigenen Kindheit. Bestimmte Verhaltensweisen ihres Ex-Partners rufen bei ihnen diesen Schmerz sehr schnell wieder hervor.

Ein solches Verhalten fungiert als störend wirkender Trigger, der zunächst Gereiztheit oder erhöhte Wachsamkeit hervorruft. Die Gereiztheit steigert sich zur Wut, dann zu Tobsucht und schließlich zum völligen Kontrollverlust. Wenn Angst vorherrscht, ruft die Eskalation zunächst erhöhte Wachsamkeit hervor, dann Panik, und schließlich kommt es auch bei diesem Typus zum Kontrollverlust. In vielen Fällen handelt es sich auch um eine Mischung aus Angst und Wut.

Gelingt es nicht rechtzeitig, eine Beruhigung zu erreichen, und setzt sich die Eskalation durch, wird der Körper in einen Alarmzustand versetzt. Der Blutdruck steigt, der Herzschlag beschleunigt sich, die Muskelspannung nimmt zu, es werden vermehrt Stresshormone ausgeschüttet und die Atmung findet hauptsächlich im oberen Bereich des Brustkorbs statt und wird schneller. Der für die Sicherung des Überlebens zuständige Teil des Gehirns wird aktiviert. Durch diese Reaktion stellt der Körper sicher, dass sich der Betroffene gut verteidigen kann. Er ist nun bereit zu kämpfen, zu fliehen oder zu erstarren. In bestimmten Situationen ist das angemessen. Bei einem Überfall muss man einschätzen können, ob man den Angreifer abwehren kann, ob noch Zeit zur Flucht bleibt oder ob man sich besser tot stellen sollte, um der Gefahr zu entgehen. Bei Beziehungsproblemen jedoch sind diese Reaktionsmöglichkeiten nicht von Nutzen, sondern sie wirken destruktiv. Kampf, Flucht und Erstarren verstärken die destruktiven Muster. Sie gefährden bei den Kindern wie bei deren Eltern das Gefühl der Sicherheit (siehe Abbildung).

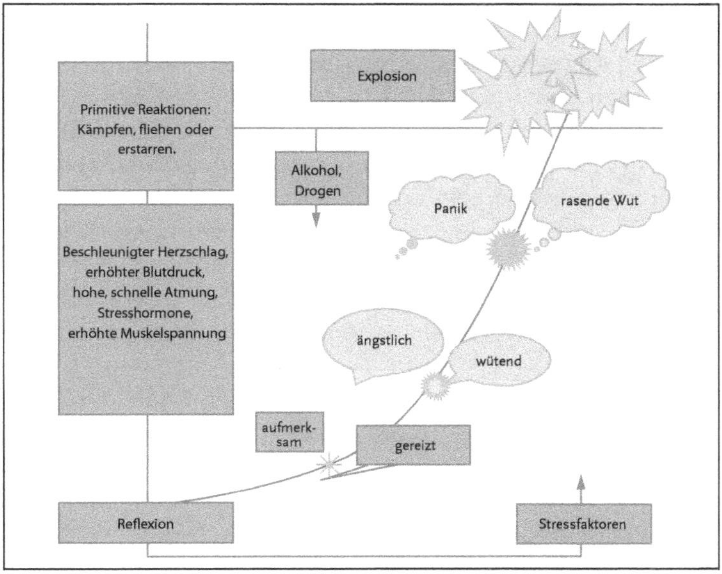

Abb.: Eskalierende Konflikte

Wie schnell und mit welcher Wucht Gefühle und Verhaltensweisen eskalieren, hängt vom Toleranzfenster ab, in dem es Menschen möglich ist, ihre Emotionen zu steuern, mit anderen Menschen in Verbindung zu bleiben, zuzuhören und zu Lösungen zu gelangen.

Ist aufgrund eines Traumas oder eines anderen schmerzhaften emotionalen Erlebnisses der Spielraum für die Regulation von Gefühlen nicht besonders groß, das Toleranzfenster also klein, verfallen die betroffenen Menschen schneller in eine Kampf-, Flucht- oder Erstarrungsreaktion.

Bekanntlich reagieren Menschen, die schwere Traumata erlebt haben, eher heftig, wenn sie sich bedroht fühlen. Ihr Alarmsystem wird sehr schnell aktiviert.

Die Eltern, die an der Gruppe teilnehmen, haben in ihrer Beziehung zu ihrem Ex-Partner viel Schmerzhaftes erlebt, oft auch nach der Trennung. Manchmal ist es in ihrer Partnerbeziehung zu eindeutig traumatischen Erlebnissen gekommen, beispielsweise wenn ein Partner oder sogar beide gewalttätig geworden sind. Hinzu kommen traumatische Erlebnisse aus früheren Beziehungen oder aus der Kindheit.

Eltern mit solchen Vorerfahrungen haben ein sehr empfindlich reagierendes Alarmsystem. Sie werden schnell wütend oder bekommen schnell Angst, was wiederum beim anderen – eventuell ebenfalls empfindlichen – Elternteil eine heftige Reaktion hervorruft.

Hatten Menschen in ihrer Kindheit viele traumatische Erlebnisse oder war ihre Partnerbeziehung länger von Destruktivität und Gewalttätigkeit geprägt, entwickeln sie häufig Gedanken über sich selbst, die sehr schnell starke emotionale Reaktionen hervorrufen. Solche »negativen Kerngedanken« sind meist nicht oder nur partiell zutreffend. Oft ist das den Betreffenden auf rationaler Ebene auch klar, was aber nichts daran ändert, dass solche Gedanken bei ihnen immer wieder ausgelöst werden.

Wenn beispielsweise ein Vater ohne jeden Kontakt zu seinem eigenen Vater aufgewachsen ist, hat er möglicherweise den negativen Kerngedanken entwickelt: »Väter scheinen für Kinder nicht wichtig zu sein; ich bin ein Vater; deshalb bin ich nicht wichtig«. Äußert sich die Mutter dann kritisch über die Beziehung des Mannes zu seinen Kindern, wird bei diesem prompt der Gedanke über die vermeintliche Unwichtigkeit des Vaters aktiviert, verbunden mit entsprechenden starken Emotionen. Damit verlässt der Vater den Bereich seines *Toleranzfensters* und ist deshalb in seiner Fähigkeit, zuzuhören und zu reflektieren, beeinträchtigt. Er kann sich nicht mehr in sein Gegenüber einfühlen, sondern sucht sein Heil in Kampf, Flucht oder Erstarren.

Für Eltern, die sich in diesem Zustand befinden, ist die Überlebensreaktion bestimmend. Ihre destruktiven Muster sind reaktiviert und halten sie gefangen, und dadurch geraten auch ihre Kinder in die Klemme.

Die Kunst der Deeskalation und der rechtzeitigen Selbstberuhigung zu erlernen ist demnach sehr wichtig und sollte im Mittelpunkt der Aufmerksamkeit stehen.

Eltern, die destruktive Muster und emotionale Eskalation rechtzeitig zu erkennen vermögen, können diese Muster unterbrechen und sich erst beruhigen, bevor sie zum Handeln übergehen.

Sie könnten sich beispielsweise erst einmal bei ihrem Ex-Partner rückversichern, ob sie richtig verstanden haben, was er meint, und in Ruhe abwägen, was sie tun wollen, bevor sie reagieren.

Dies ermöglicht den Eltern, ihren Kindern wieder eine sichere Umgebung zu bieten und zu verhindern, dass die Kinder wie sie selbst ihr Leben lang durch frühe schmerzliche Erfahrungen belastet werden.

Dies ist für Eltern ein sehr wichtiger Grund, zu lernen, sich rechtzeitig zu beruhigen und die Verbindung zum Partner auch in schwierigen Situationen nie völlig abreißen zu lassen.

Hausaufgaben für die Zeit zwischen Sitzung 3 und 4

Es gibt insgesamt drei Aufgaben (und machen Sie sich auch schon einmal Gedanken über *ein Problem*, an dem Sie arbeiten wollen):

1. Suchen Sie einen oder zwei (höchsten drei) Gegenstände aus, die Sie zur nächsten Sitzung mitbringen wollen und die symbolisieren, was Sie an Ihrem Ex-Partner als dem anderen Elternteil Ihres Kindes/Ihrer Kinder hinsichtlich dieser Rolle als positiv aussehen.
2. Lesen Sie die Informationen zu Sitzung 3, und sprechen Sie mit den Angehörigen Ihres Netzwerks darüber.
   Erklären Sie ihnen, was Sie über eskalierende Konflikte gehört haben. Was haben Sie aus der Grafik gelernt, und warum ist es nützlich, sich diese vor Augen zu führen? Wie wurde Ihnen das Toleranzfenster erklärt?
3. Fahren Sie fort mit der Arbeit an Ihrer Erzählung für Ihre Kinder. Diese ist nicht unabänderlich, sondern sie lebt, ist ständig in Bewegung, und wenn Sie wollen, können Sie diese jederzeit umformulieren, bis eine Version entstanden ist, in der sich Ihr Kind zu Hause fühlen kann. Während des Schrei-

bens verarbeiten Sie darin Feedback und Tipps, die Sie in der Gruppe erhalten haben. Falls Sie Ihre Erzählung noch nicht in der Gruppe vorgetragen und kein Feedback bekommen haben, können Sie sich an den Feedbacks, die andere Eltern für ihre Geschichten bekommen haben oder die Sie selbst anderen Eltern gegeben haben, orientieren. Denken Sie stets daran, dass es für Kinder wunderbar ist, wenn sie hören, dass sie aus Liebe geboren wurden.

Erläuterung zu Aufgabe 1

Zu Sitzung 4 ein bis drei Gegenstände mitbringen:
Wählen Sie maximal *drei Gegenstände*, die Ihrer Meinung nach gut widerspiegeln, was Sie über Qualitäten oder vorteilhafte Eigenschaften Ihres Ex-Partners in seiner Elternrolle sagen können. Wählen Sie Gegenstände, die veranschaulichen, dass Sie Ihren Ex-Partner als jemanden sehen, der seine elterlichen Aufgaben zumindest hinreichend gut erfüllt, sodass Sie ihm auf diese Weise ein Kompliment bezüglich seiner Rolle als Vater oder Mutter machen können.

Es geht also um Gegenstände, die eine positive Erinnerung an einen Augenblick wecken, in dem Sie Ihren Ex-Partner als einen guten Vater/eine gute Mutter Ihrer gemeinsamen Kinder zu sehen vermögen. Dabei kann es sich durchaus auch um ein Erlebnis aus jüngster Vergangenheit handeln.

Ein Beispiel:

»Diesen runden Stein habe ich mitgebracht, weil er aus meiner Sicht ausdrückt, dass er, solide wie ein Fels und Wind und Wetter trotzend, immer da war (und es auch jetzt noch ist), wenn die Kinder Sport treiben. In dieser Hinsicht ist er unschlagbar. Das ist für die Kinder ganz toll.«

Ein solches Objekt kann auch eine Geschichte erzählen. Etwa: »Diesen Gegenstand fand ich zu Hause. Es ist ein ... Sie hat ihn einmal unserer Tochter mitgegeben, als diese über ein Wochenende wegfuhr, für den Fall, dass das Kind Heimweh bekäme. Das fand ich so lieb und so fürsorglich von ihr als Mutter.«

Erläuterung zu Aufgabe 2

Lesen Sie die in Sitzung 3 erläuterten Informationen noch einmal durch, und sprechen Sie mit Menschen aus Ihrer nächsten Umgebung, mit Angehörigen Ihres Netzwerks darüber. Erklären Sie, wie es dazu kommt, dass ein Konflikt eskaliert –, so wie Sie es verstanden haben. Versuchen Sie anschließend zu erklären, was in solchen Situationen in Ihrem Inneren geschieht, wie Ihr Körper darauf reagiert und wie sich Ihr Denken dadurch verändert!

Besprechen Sie mit Ihrem Netzwerk auch, wie Kinder unter einer solchen Eskalation leiden können und was dann mit ihnen geschieht. Was fiele den Kindern dann beispielsweise an Ihnen auf?

Achten Sie in den nächsten Tagen auf Ihre Reaktionen. Wie sind Sie *»eingestellt«*? Wann wird Ihr Alarmsystem aktiviert? Wann gehen Sie *an die Decke* und fangen an, zu *kämpfen* oder (aktiv) *zu fliehen*? Und wann sind Sie wie gelähmt und *erstarren* völlig?

Werden Sie schnell übertrieben wachsam oder ängstlich oder geraten Sie in Panik? Sind Sie schnell irritiert, werden böse oder wütend? Oder verfügen Sie über einen Puffer, der bestimmte Außenreize abzufangen vermag? Welche Trigger erkennen Sie bei sich? Und was erzeugt in Ihrem Körper übermäßige Spannung? Denken Sie darüber nach und besprechen Sie anschließend mit Angehörigen Ihres Netzwerks, wie Sie sich beruhigen können. Was hilft Ihnen, sich zu beruhigen, Luft abzulassen *und auf den Boden zurückzukommen*? Was ermöglicht Ihnen, den Überblick zurückzugewinnen und klare Entscheidungen darüber zu fällen, was Sie tun und sagen wollen, und wieder normal atmen und sich körperlich entspannen zu können?

Andere können Ihnen helfen, darüber nachzudenken, und sie können Beispiele dafür anführen, was sie Sie haben tun sehen (»Ich habe gemerkt, dass du ruhig wurdest, nachdem du einmal um den Block gelaufen warst« oder »Immer wenn du dir Musik anhörst, merke ich, dass du ruhig wirst« oder »Ich merke, dass du dich beruhigst, wenn du dein Herz erleichtern kannst und dir jemand zuhört«).

Für die folgenden Sitzungen:

- Fahren Sie fort mit Ihren Bemühungen, destruktive Muster zu erkennen, zu unterbrechen und zu verändern.
- Überlegen Sie mit den Angehörigen Ihres Netzwerks, mit welchem Problem Sie sich in den folgenden Sitzungen auseinandersetzen wollen. Besprechen Sie auch, wie Sie erreichen können, dass diese Arbeit Sie und Ihren Ex-Partner wirklich weiterbringt.
- Überlegen Sie sich, was Sie im Rahmen dieser Gruppe von den anderen Eltern lernen und wie Sie dies in Ihrer Präsentation in Sitzung 6 zum Ausdruck bringen können.

- Denken Sie darüber nach, was Sie Ihrem Kind/Ihren Kindern für die Zukunft wünschen und wie Sie dies in Ihrer Präsentation in Sitzung 6 darstellen könnten.
- Seien Sie auch Ihrer eigenen Verletzlichkeit und der anderer gewahr, versuchen Sie, Eskalation zu vermeiden, und bleiben Sie freundlich, auch wenn es Ihnen schwerfällt.
- Alle Kinder sagen, sie wünschten sich, ihre Eltern würden wieder »normal« miteinander umgehen. Denken Sie darüber nach, was sie damit meinen könnten.
- Üben Sie sich im Loslassen und Akzeptieren.
- Glauben Sie daran, dass Dinge auch anders vonstatten gehen können, als Sie es bisher erlebt haben.
- Bitten Sie Menschen aus Ihrem Umfeld um Unterstützung und tatkräftige Hilfe, und erklären Sie ihnen, wie sie Ihnen behilflich sein können   natürlich sollte dies auf eine für die Kinder vorteilhafte Weise geschehen.
- Schauen Sie mit den Augen Ihres Kindes, und lassen Sie sich in Ihrem Handeln von dieser Perspektive leiten.

Zur Inspiration:

> *Gib mir den Mut, zu verändern, was ich selbst verändern kann.*
> *Gib mir die Kraft anzunehmen, was ich am anderen nicht verändern kann.*
> *Gib mir die Weisheit, dies für die Kinder zu tun*
> (frei nach Reinhold Niebuhr).

Anhang 7: Übungen und Spiele für die Kindergruppe

Es folgt eine Sammlung von Übungen und Spielen, die in den Gruppensitzungen genutzt werden können. Es handelt sich um Übungen, die dazu einladen, einander besser kennenzulernen, weiterhin um solche, die geeignet sind, den Gruppenzusammenhalt zu stärken, sowie um kurze Spiele zur Entspannung. Die Therapeuten können diese Elemente nach eigenem Ermessen in das Programm einfügen, aber sich natürlich auch selbst Übungen ausdenken.

Übungen zum Kennenlernen

Interviews

Jeweils zwei Kinder interviewen einander, und anschließend stellen sie einander in der großen Gruppe (oder in zwei Kleingruppen) dem Rest der Gruppe vor und erzählen, was sie über ihren Interviewpartner erfahren haben.

Collage

Die Kinder gestalten eine Collage oder Zeichnung von sich, um sich gründlicher vorzustellen und etwas über sich zu erzählen.

Über die Linie

In der Mitte des Raumes wird mit Kreide eine Linie gezogen oder diese wird mit einem Springseil, mit Bauklötzen oder Ähnlichem markiert. Auf der einen Seite der Linie steht ein Therapeut oder ein Kind und liest eine Aussage vor. Die übrigen Kinder stehen auf der anderen Seite und treten über die Linie, sofern die Aussage auf sie zutrifft.

Wird dieses Spiel zum Kennenlernen genutzt, sollte man darauf achten, dass keine problematischen Themen angeschnitten werden.

> Beispiele für diese Übung sind: »Wenn du ein Einzelkind bist/Fußball-Fan bist/gerne Pfannkuchen isst, dann tritt über die Linie.«

Das Spiel kann später mit Aussagen wiederholt werden, die sich auf den Streit mit den Eltern oder auf andere, persönlichere Themen beziehen.

Ja/nein/?

Dies ist eine Variante des Spiels »Über die Linie«. Im Raum werden drei Ecken für »ja«, »nein« und »?« eingerichtet. Anschließend stellen die Therapeuten Fragen, die die Kinder beantworten, indem sie in die entsprechende Ecke laufen.

> Beispielfragen sind: Reitest du gern? Hast du Geschwister? Isst du gern Rosenkohl? Und wenn die Gruppe schon etwas vertrauter miteinander ist: Hast du manchmal Kopfschmerzen? Leidest du darunter?

Zur Ruhe kommen

Übung zum Ankommen

Diese Übung hilft den Kindern, die Hektik des Alltags hinter sich zu lassen und im Gruppenraum zur Ruhe zu kommen.

Die Kinder setzen sich in einen Kreis oder suchen sich bequeme Plätze im Raum. Sie schließen die Augen und der Therapeut führt mit ihnen eine kurze Fantasiereise durch:

> »Du wachst auf und bist auf einer wunderschönen Insel. Du liegst im Sand und spürst seine Wärme im Rücken. Die Sonne scheint, und du spürst ihre Strahlen auf deinem Gesicht. Du richtest dich auf und schaust dich um. Was siehst du? Das Meer oder Bäume oder etwas anderes ... Was riechst du? ... Was hörst du? ... Jetzt stehst du auf und läufst über die Insel. Du läufst und läufst, und du spürst, dass deine Füße allmählich müde werden.
>
> Du wirst immer langsamer und du merkst, dass dein Atem ruhiger wird. Dann siehst du plötzlich in der Ferne etwas oder jemanden auf dich zukommen. Es, er oder sie kommt immer näher. Erkennst du, was oder wer es ist?«

Und so weiter. Bringen Sie die Übung zum Abschluss, indem Sie die Kinder bitten, die Augen wieder zu öffnen, sich langsam hinzusetzen, sich zu recken und zu strecken und sich mit allen anderen in einen Kreis zu setzen. Sie können dann fragen, wem oder was die Kinder begegnet sind, was sie gesehen, gerochen oder gehört haben. In anderen Fällen wird gar nicht über diese Übung gesprochen.

Wer ist es?

Einem der Kinder werden die Augen verbunden.[24] Es muss den Kopf eines anderen Kindes abtasten, um herauszufinden, um wen es sich handelt. Während dieses Spiels wird die Gruppe aufgefordert, mucksmäuschenstill zu sein.

So still wie möglich

Die Kinder erhalten Aufgaben, die sie so lautlos wie möglich ausführen sollen. Auch Kinder, die gerade nicht aktiv arbeiten, müssen sehr still sein, damit sie hören können, ob die aktiven Kinder die Aufgaben wirklich lautlos ausführen:

- Irgendwohin laufen
- Etwas hochheben und wieder absetzen
- Aufstehen und sich wieder hinsetzen
- Sich auf einen Stuhl stellen
- Die Tür öffnen und wieder schließen
- Den Schrank öffnen und wieder schließen usw.

In der Gruppe freier werden

Schere, Stein, Papier

Mithilfe dieser Übung können die Kinder lernen, innerhalb der Gruppe freier miteinander umzugehen.

Die Kinder bewegen sich durch den Raum, ohne einander zu berühren. Passieren sie jemanden, stellen sie sich einander gegenüber und sagen beide jeweils einen der Begriffe Stein, Papier oder Schere, während sie gleichzeitig eine entsprechende Handhaltung zeigen, für die sie sich vorher entschieden haben.

Beim Aussprechen des Wortes *Schere* öffnen sie die Faust und formen mit der Hand eine Schere, ein Blatt *Papier* wird durch die flache Hand dargestellt und ein *Stein* durch die geballte Faust. Beide Kinder haben jetzt also mit ihrer Hand einen Stein, ein Blatt Papier oder eine Schere dargestellt. Dabei können verschiedene Kombinationen zustande kommen:

- Beide zeigen mit ihrer Hand das gleiche Symbol. In diesem Fall gewinnt niemand und das Spiel beginnt von vorn.

---

24 Im Vorfeld wird natürlich geklärt, ob eines der Kinder Probleme damit haben könnte. In diesem Fall wird die Übung selbstverständlich nicht durchgeführt.

- Beide stellen verschiedene Symbole dar. In diesem Fall besiegt der Stein die Schere, weil er die Schere zerschlagen kann. Die Schere besiegt das Papier, denn sie kann Papier zerschneiden. Und das Papier besiegt den Stein, weil Papier einen Stein umwickeln kann.

Kinder, die verloren haben, scheiden aus und setzen sich. Der Sieger läuft weiter im Raum umher, bis er einem anderen Kind begegnet und das Spiel erneut beginnt.

Rhythmuslawine

Die Kinder sitzen im Kreis und der Therapeut erklärt, was eine Lawine ist.

Dann beginnt der Therapeut, in einem bestimmten Rhythmus zu klatschen. Nach dreimaligem Klatschen schließt sich das Kind, das neben dem Therapeuten sitzt, an. Nach weiteren drei Malen fällt das nächste Kind ein usw. Schließlich klatscht der ganze Kreis im gleichen Rhythmus.

Dann wird die Lawine allmählich wieder kleiner. Jeweils nach zwei Schlägen hört ein Kind auf zu klatschen, in der Reihenfolge, in der die Kinder im Kreis sitzen, bis es wieder völlig still geworden ist.

Ich packe meinen Koffer und nehme … mit

Die Gegenstände werden pantomimisch dargestellt, also nicht beim Namen genannt.

Übungen, die Gefühle betreffen

In den folgenden Übungen geht es darum, verschiedene Emotionen zu benennen, sie darzustellen oder einzuordnen. Die Übung kann zur Vorbereitung eines Gesprächs über Gefühle genutzt werden, aber auch zur Einstimmung auf die Arbeit an den Präsentationen.

Vorher muss festgelegt werden, ob die Arbeit in der Gesamtgruppe oder in Teilgruppen stattfinden soll. Verschiedene Verfahrensweisen sind möglich.

Bewegungsübung

Die Kinder bewegen sich durch den Raum, während der Therapeut laut ein Gefühl benennt, das die Kinder durch ihre Haltung, ihre Art, sich zu bewegen, und durch ihren Gesichtsausdruck veranschaulichen sollen.

Der Gefühlebus

Bilden Sie aus einer Reihe von Stühlen einen kleinen »Bus«. Einer der Therapeuten setzt sich als Fahrer hinein. Er ist an einer feschen Kappe zu erkennen. Dann setzt sich ein Kind in den Bus, das ein bestimmtes Gefühl hat, beispielsweise »froh«, »ängstlich«, »traurig«, »wütend« oder »verliebt«. Alle anderen Passagiere, am Anfang also nur der Busfahrer, übernehmen das Gefühl der Person, die als Letzte in den Bus gestiegen ist. Nach kurzer Zeit setzt sich erneut jemand mit einem anderen Gefühl in den Bus. Alle Passagiere greifen dieses neue Gefühl auf. Ist der Bus voll, muss die Person, die am längsten darin sitzt, aussteigen. Nun übernehmen alle Passagiere das Gefühl der Aussteigenden. Das geht so weiter, bis der Bus wieder leer ist. Vergessen Sie als Busfahrer nicht, am Ende Ihre Mütze wieder abzusetzen.

Tipps (Pantomime)

Die Kinder erhalten der Reihe nach ein Kärtchen, auf dem ein bestimmtes Gefühl genannt ist, oder sie denken sich selbst ein Gefühl aus. Man kann mit den Kindern vorher eine Liste mit Gefühlen zusammenstellen, unter denen sie eines auswählen können. Diese Gefühle stellen sie anschließend der Reihe nach dar. Wer errät, welches Gefühl dargestellt wird, darf selbst als Nächster ein Gefühl darstellen.

Gefühle und Musik

Der Therapeut spielt ein kurzes Musikstück ab, und die Kinder denken sich ein Gefühl aus, das dazu passt. Sie können das Gefühl auch darstellen.

Collagen

Die Kinder suchen in Zeitschriften Abbildungen und Texte, die zu bestimmten Gefühlen passen, und kleben diese auf einen großen Papierbogen. Sie können auch in Paaren arbeiten.

Theaterstück mit Gefühlen

Die Kinder bilden kleine Gruppen. Es können gemischte Gruppen aus Mädchen und Jungen oder aus Kindern verschiedener Altersstufen sein. Sie denken sich ein kleines Theaterstück aus, in dem unterschiedliche Gefühle dargestellt werden. Sie führen dieses Stück später den anderen Kindern vor, die dann erraten müssen, welche Gefühle dargestellt wurden.

Vertrauensspiele

Blindlings vertrauen

Die Kinder arbeiten in Paaren. Ein Kind schließt die Augen und wird von einem anderen durch den Raum geführt.

Schlaffe Puppe

Die Kinder stellen sich ungefähr zu siebt in einem kleinen Kreis eng zusammen. Ein Kind, das in der Mitte steht, schließt die Augen. Es lässt sich nach vorn fallen und wird von den anderen Kindern im Kreis aufgefangen. Das Kind versucht, eine schlaffe Puppe zu sein, und fällt so in alle Richtungen. Vertrauen ist für diese Übung unerlässlich!

Knoten

Die Kinder bilden einen Kreis und geben einander die Hand. Ein Kind geht vor die Tür. Der Kreis verknotet sich, indem alle aufeinander zugehen, über die Arme der anderen Teilnehmer steigen, sich um einen anderen Teilnehmer drehen usw. Dabei lassen die Kinder einander nicht los.

Das Kind, das vor der Tür war, kommt in den Raum zurück. Es soll die Gruppe wieder entknoten, ohne dass irgendwer die Hände loslässt. Zum Schluss steht die Gruppe wieder so in einem Kreis wie zu Beginn der Übung.

Dieses Spiel wird Vertrauensspiel genannt, weil man dabei länger dicht beieinander steht und einander festhalten muss.

Loyalitätsübung

Zunächst muss entschieden werden, ob diese Übung mit der ganzen Gruppe oder mit Teilgruppen ausgeführt werden soll. Es gibt verschiedene Möglichkeiten, die Übung auszuführen, von denen im Folgenden eine beschrieben wird:

Loyalität darstellen

Die Kinder sollen überlegen, wie sie darstellen wollen, was es für Kinder bedeutet, wenn sie zwischen den Fronten ihrer Eltern stehen oder aber sich gegen einen ihrer Eltern stellen. Die Kinder können dies ausdrücken, indem sie malen, zeichnen, eine Geschichte oder ein Gedicht schreiben oder Fotos machen.

Dies ist oft eine Vorbereitung auf die Präsentationen, und die Ergebnisse dieser Übung können für die Präsentationen verwendet werden.

Literatur

Alon, H. a. H. Omer (2005): The Psychology of Demonization: Promoting Acceptance and Reducing Conflict. London (Routledge).

Amato, P. R. (2001): Children of divorce in the 1990s: An update of the Amato and Keith (1991) meta-analysis. *Journal of Family Psychology* 15: 355–370.

Amato, P. R. a. J. Cheadle (2005): The Long Reach of Divorce: Divorce and Child Well-Being across Three Generations. *Journal of Marriage and Family* 67: 191–206.

Amato, P. R. a. B. Keith (1991): Parental Divorce and the Well-Being of Children – a Meta-Analysis. *Psychological Bulletin 110*: 26–46.

Anderson, S. R., S. A. Anderson, K. L. Palmer, M. S. Mutchler a. L. K. Baker (2010): Defining High Conflict. *American Journal of Family Therapy* 39: 11–27.

Baart, A. (2004): Een theorie van de presentie. Utrecht (Lemma).

Baracs, M. N., E. J. M. Vreeburg-van der Laan e. M. Dullaert (2014): Vechtende ouders, het kind in de knel. Adviesrapport over het verbeteren van de positie van kinderen in vechtscheidingen. Den Haag (Bureau Nationale Ombudsman).

Bateson, G. (1972): Steps to an Ecology of Mind: Collected Essays in Anthropology, Psychiatry, Evolution, and Epistemology. Chicago (University of Chicago).

Berne, E. (1964): Games People Play. New York (Grove).

Bernet, W., W. von Boch-Galgau, , A. J. L. Baker a. S. L. Morrison (2010): Parental Alienation, DSM-V, and ICD-11. *The American Journal of Family Therapy* 38: 176–187.

Boss, P. (2006): Loss, Trauma and Resilience. Therapeutic Work with Ambiguous Loss. New York (Norton).

Bradbury, T. N. a. F. D. Fincham (1992): Attributions and Behavior in Marital Interaction. *Journal of Personality and Social Psychology* 63: 613–628.

Bream, V. a. A. Buchanan (2003): Distress among Children Whose Separated or Divorced Parents Cannot Agree Arrangements for Them. *British Journal of Social Work* 33: 227–238.

Buehler, C. a. J. M. Gerard (2002): Marital Conflict, Ineffective Parenting, and Children's and Adolescents' Maladjustment. *Journal of Marriage and Family* 64: 78–92.

Bundeskonferenz für Erziehungsberatung, München – bke-Stellungnahme, Information für Erziehungsberatungsstellen 1/05. Verfügbar unter: http://www.bke.de/?SID=0B4-645-A59-A88 [30.6.2017].

Bushman, B. J. a. R. F. Baumeister (1998): Threatened Egotism, Narcissism, Self-Esteem, and Direct and Displaced Aggression: Does Self-Love or

Self-Hate Lead to Violence? *Journal of Personality and Social Psychology* 75: 219–229.

Buysse, A., J. Put, P. Rober, K. Schoors, P. Taelman e. G. Verschelden (2011): Is er een goede manier om te scheiden? Interdisciplinair onderzoek naar optimalisatie van scheidingstrajecten. Universiteit van Gent/Katholieke Universiteit Leuven (IPOS).

Byng-Hall, J. (1985): The Family Script: A Useful Bridge Between Theory and Practice. *Journal of Family Therapy* 7: 301–305.

Cashmore, J. A. a. P. N. Parkinson (2011): Reasons for Disputes in High Conflict Families. *Journal of Family Studies* 17: 186–203.

Cohen, S. a. T. A. Wills (1985): Stress, Social Support, and the Buffering Hypothesis. *Psychological Bulletin* 98: 310–357.

Cottyn, L. (2009): Conflicten tussen ouders na scheiding. *Systeemtheoretisch Bulletin* XXVII: 2.

Dalton, C., S. Carbon a. N. Olesen (2003): High Conflict Divorce, Violence, and Abuse: Implication for Custody and Visitation Decisions. *Juvenile and Family Court Journal* 54: 11–33.

Davies, P. T., M. A. Winter a. D. Cicchetti (2006): The Implications of Emotional Security Theory for Understanding and Treating Childhood Psychopathology. *Development and Psychopathology* 18: 707–735.

Decety, J. a. P. L. Jackson (2004): The Functional Architecture of Human Empathy. *Behavioral and Cognitive Neuroscience Reviews* 3: 71–100.

Dijkstra, S. e. W. Verhoeven (2014): Ouderschap na scheiding en geweld met dodelijke afloop. Gescheiden werelden en gespannen verhoudingen. *Maatwerk vakblad voor maatschappelijk werk* 2–6.

Schulte-Markwort, M., K. Marutt, P. Riedesser (2002): Crosswalk ICD-10-DSM IV. Klassifikation psychischer Störungen: eine Synopsis. Göttingen (Hogrefe).

Exline, J. J., R. F. Baumeister, B. J. Bushman, W. K. Campbell a. E. J. Finkel (2004): Too Proud to Let Go: Narcissistic Entitlement as a Barrier to Forgiveness. *Journal of Personality and Social Psychology* 87: 894–912.

Fichtner, J., P. S. Dietrich, M. Halatcheva, U. Hermann u. E. Sandner (2010): Kinderschutz bei hochstrittiger Elternschaft. Wissenschaftlicher Abschlussbericht. München (Deutsches Jugendinstitut).

Fincham, F. D. a. S. R. H. Beach (1999): Conflict in Marriage: Implications for Working with Couples. *Annual Review of Psychology* 50: 47–77.

Fonagy, P., G. Gergeley, E. L. Jurist a. M. Target (2011): Affektregulierung, Mentalisierung und die Entwicklung des Selbst. Stuttgart (Klett-Cotta).

Fotheringham, S., J. Dunbar a. D. Hensley (2013): Speaking for Themselves: Hope for Children Caught in High Conflict Custody and Access Disputes Involving Domestic Violence. *Journal of Family Violence* 28: 311–324.

Gardner, R. A. (1998): The Parental Alienation Syndrome: A Guide for Mental Health and Legal Professionals. Creskill, NJ (CreativeTherapeutics), 2nd ed.

Gere, J. a. U. Schimmack (2013): When Romantic Partners' Goals Conflict: Effects on Relationship Quality and Subjective Well-Being. *Journal of Happiness Studies* 14: 37–49.

Glasl, F. (2001): Help! Conflicten: heb ik een conflict, of heeft het conflict mij? Zeist (Christofoor).

Gold, C. M. (2011): Keeping Your Child in Mind: Overcoming Defiance, Tantrums, and Other Everyday Behavior Problems by Seeing the World through Your Child's Eyes. New York (Da Capo).

Gollwitzer, P. M. a. V. Brandstatter (1997): Implementation Intentions and Effective Goal Pursuit. *Journal of Personality and Social Psychology* 73: 186–199.

Greenstein, T. N. (2009): National Context, Family Satisfaction, and Fairness in the Division of Household Labor. *Journal of Marriage and Family* 71: 1039–1051.

Groen, M. (2013): Spanningen tussen twee systemen: zorg en recht. In: M. Groen e. M. J. van Lawick (Red.): Intieme oorlog. Over de kwetsbaarheid van familierelaties. Amsterdam (Van Gennep).

Guven, C., C. Senik a. H. Stichnoth (2012): You Can't Be Happier than Your Wife. Happiness Gaps and Divorce. *Journal of Economic Behavior & Organization* 82: 110–130.

Harnett, P. H. (2007): A Procedure for Assessing Parents' Capacity for Change in Child Protection Cases. *Children and Youth Services Review* 29: 1179–1188.

Hughes, K. (2005): The Adult Children of Divorce – Pure Relationships and Family Values? *Journal of Sociology* 41: 69–86.

Hurst, M. (2011): Professional Judgement in the Assessment of Risk: Is There a Role for Systemic Practice? *Journal of Family Therapy* 33: 168–180.

Jaffe, P. G., C. V. Crooks a. S. E. Poisson (2003): Common Misconceptions in Addressing Domestic Violence in Child Custody Disputes. *Juvenile and Family Court Journal* 54: 57–67.

Johnston, J. R. (1994): High Conflict Divorce. *Children and divorce* 4: 165–182.

Johnston, J. R. (2006): The Psychological Functioning of Alienated Children and Their Parents in Custody Disputing Families: A Program of Research. (Paper presented at the International Conference on Children and Divorce, 24–27 July 2006, University of East Anglia, Norwich, UK).

Kabat-Zinn, J. (2013):) Achtsamkeit für Anfänger. Freiburg (Arbor).

Kelly, J. B. a. R. E. Emery (2003): Children's Adjustment Following Divorce: Risk and Resilience Perspectives. *Family Relations* 52: 352–362.

Kelly, J. B. a. J. R. Johnston (2001): The Alienated Child: A Reformulation of Parental Alienation Syndrome. *Family and Conciliation Courts Review* 39: 249–266.

Kluwer, E. S., J. A. M. Heesink a. E. van de Vliert (2002): The Division of Labor across the Transition to Parenthood: A Justice Perspective. *Journal of Marriage and Family* 64: 930–943.

Krack-Roberg, E., S. Rübenach, B. Sommer, J. Weinmann (2016): Eheschließungen und Scheidungen. In: Statistisches Bundesamt, Datenreport 2016. Verfügbar unter: http://www.bpb.de/nachschlagen/datenreport-2016/225897/eheschliessungen-und-scheidungen [30.6.2017].

Lang, P. J. (1985): The Cognitive Psychophysiology of Emotion: Fear and Anxiety. In: A. H. Tuma a. J. D. Maser (Eds.): Anxiety and the Anxiety Disorders. Hillsdale (Lawrence Erlbaum).

Latten, J. (2004): Trends in samenwonen en trouwen. De schone schijn van de burgerlijke staat. Bevolkingstrends 52 (4): 45–60.

Lazarus, R. S. a. S. Folkman (1984): Stress, Appraisal, and Coping. New York (Springer).

Lebow, J. a. K. N. Rekart (2007): Integrative Family Therapy for High-Conflict Divorce with Disputes over Child Custody and Visitation. *Family Process* 46: 79–91.

Lederle von Eckardstein, O., J. Niesel, J. Salzgeber u. U. Schönfeld (2012): Eltern bleiben Eltern. Infomaterial der Bundesregierung. München (Deutsche Arbeitsgemeinschaft für Jugend- und Eheberatung e. V.).

Maccoby, E. a. R. H. Mnookin (1992): Dividing The Child: Social and Legal Dilemmas of Custody. Cambridge, MA (Harvard University).

Mason, B. (1993): Towards Positions of Safe Uncertainty. *The Journal of Systemic Consultation & Management* 4: 189–200.

Middelberg, C. V. (2001): Projective Identification in Common Couple Dances. *Journal of Marital and Family Therapy* 27: 341–352.

Olthof, J. (2012): Handboek narratieve psychotherapie. Utrecht (De Tijdstroom).

Omer, H. (2003): Coaching für Eltern von Kindern mit Verhaltensproblemen. »Elterliche Präsenz« als systemisches Konzept. Göttingen (Vandenhoeck und Ruprecht).

Omer, H. (2007): Geweldloos verzet in gezinnen. Een nieuwe benadering van gewelddadig en zelfdestructief gedrag van kinderen en adolescenten. Houten (Bohn Stafleu van Loghum).

Pels, T., K. Lünnemann a. M. Steketee (Red.) (2011): Opvoeden na partnergeweld. Ondersteuning van moeders en jongeren van diverse afkomst. Assen (Van Gorcum).

Pinedo, M. e. P. Vollinga (2013): Aan alle gescheiden ouders. Leer kijken door de ogen van je kind. Utrecht (Bruna).

Rethans, S. (2014): Papa en mama praten weer met elkaar. *Dagblad Trouw, bijlage Tijd*, 1. 2. 2014, pp. 5–12.

Ridley, C. A., M. S. Wilhelm a. C. A. Surra (2001): Married Couples' Conflict Responses and Marital Quality. *Journal of Social and Personal Relationships* 18: 517–534.

Rober, P. (2012): De praktijk van de gezinstherapie. Leuven (Acco).

Rusbult, C. E. a. P. A. M. Van Lange (2003): Interdependence, Interaction, and Relationships. *Annual Review of Psychology* 54: 351–375.

Savenije, A., M. J. van Lawick a. E. T. M. Reijmers (2014): Handboek systeemtherapie. Utrecht (De Tijdstroom).

Schoemaker, K., C. Finkenauer, A. W. P. de Kruijff e. M. M. Visser (2016): Vechtscheidingen: Beleving en ervaringen van ouders en kinderen en verandering na Kinderen uit de Knel. Onderzoeksrapport. Amsterdam (Vrije Universiteit).

Siegel, M. D. (2012): The Developing Mind: How Relationships and the Brain Interact to Shape Who We Are. New York (Guilford).

Spillane-Grieco, E. (2000): Cognitive-Behavioral Family Therapy with a Family in High-Conflict Divorce: A Case Study. *Clinical Social Work Journal* 28: 105–119.

Sprangers, A., N. Steenbrink, N. e. A. de Graaf (2008): Bijna 35 duizend kinderen maakten in 2007 een scheiding mee. CBS Webmagazine, 23 juni. Verfügbar unter: http://www.cbs.nl/nl-NL/menu/themas/bevolking/publicaties/artikelen/archief/2008/2008-2474-wm.htm [30.6.2017].

Spruijt, E. (2007): Scheidingskinderen. Overzicht van recent sociaal-wetenschappelijk onderzoek naar de gevolgen van ouderlijke echtscheiding voor jongeren en kinderen. Amsterdam (SWP).

Spruijt, E. e. H. Kormos (2010): Handboek scheiden en de kinderen. Voor de beroepskracht die met scheidingskinderen te maken heeft. Houten (Bohn Stafleu van Loghum).

Spruijt, E. e. H. Kormos (2014): Handboek scheiden en de kinderen. Voor de beroepskracht die met scheidingskinderen te maken heeft. Houten (Bohn Stafleu van Loghum), tweede herziene druk.

Steenhof, L. e. C. Harmsen (2002): Per jaar tweehonderdduizend nieuwe ex-en. CBS Webmagazine, 22 april. Verfügbar unter: https://www.cbs.nl/nl-nl/nieuws/2002/17/per-jaar-tweehonderdduizend-nieuwe-ex-en [3.8.2017]

Steuber, K. R. A. D. H. Solomon (2011): Factors that Predict Married Partners' Disclosures about Infertility to Social Network Members. *Journal of Applied Communication Research* 39: 250–270.

Stith, S. M., K. H. Rosen, E. E. McCollum a. C. J. Thomsen (2004): Treating Intimate Partner Violence within Intact Couple Relationships: Outcomes of Multi-Couple versus Individual Couple Therapy. *Journal of Marital and Family Therapy* 30: 305–318.

Timmer, M. (2012): Drie Huizen. Verfügbar unter: www.timmconsultancy.nl.

van der Stel, J. (2002): De merites van groepspsychotherapie in de ambulante geestelijke gezondheidszorg. Een literatuuroverzicht met implicaties voor beleid. Tijdschrift voor Psychotherapie August 2002, Volume 28, Issue 4, pp 100–109. Verfügbar unter: https://rd.springer.com/article/10.1007/BF03061967?no-access=true [30.6.2017]

van der Valk, I. e. E. Spruijt (2013): Het ouderschapsplan en de effecten voor de kinderen. In: M. J. ter Voert e. J. Geurts (Red.): Evaluatie ouderschapsplan. Een eerste verkenning. Den Haag (WODC).

Vangelisti, A., M. L. Knapp a. J. A. Daly (1990): Conversational Narcissism. Communication Monographs 57 (4) : 251–274.

van Lawick, J. (2012): Vechtscheidende ouders en hun kinderen. *Systeemtherapie* 24: 129–150.

van Lawick, M. J. (2014): Geweld. In: A. Savenije, M. J. van Lawick e. E. T. M. Reijmers (Red.): Handboek Systeemtherapie. Utrecht (de Tijdstroom).

van Vreeswijk, M. F., J. Broersen e. M. Nadort (2008): Handboek schematherapie. Houten (Bohn Stafleu van Loghum).

Verheugt, A. J. (2007): Moordouders. Kinderdoding in Nederland: een klinisch en forensisch psychologische studie naar de persoon van de kinderdoder. Assen (Van Gorcum).

Wallerstein, J. S. (1986): Women after Divorce – Preliminary Report from a 10-year Follow-Up. *American Journal of Orthopsychiatry* 56: 65–77.

Wethington, H. R., R. A. Hahn, D. S. Fuqua-Whitley, T. A. Sipe, A. E. Crosby, R. L. Johnson, A. M. Liberman, E. Moscicki, L. N. Price, F. K. Tuma, G. Kalra, S. K. Chattopadhyay a. Task Force on Community Preventive Services (2008): The Effectiveness of Interventions to Reduce Psychological Harm from Traumatic Events among Children and Adolescents – A Systematic Review. *American Journal of Preventive Medicine* 35: 287–313.

Wildschut, T., B. Pinter, J. L. Vevea, C. A. Insko a. J. Schopler (2003): Beyond the Group Mind: A Quantitative Review of the Interindividual-Intergroup Discontinuity Effect. *Psychological Bulletin* 129: 698–722.

Wilson, J. (2007): The Performance of Practice: Enhancing the Repertoire of Therapy with Children and Families. London (Karnac).

Zander, J. (2011): Ouderverstoting en de vergeten vaderlijke opvoedingsverantwoordelijkheid. *Pedagogiek* 31: 103–113.

Über die Autorinnen

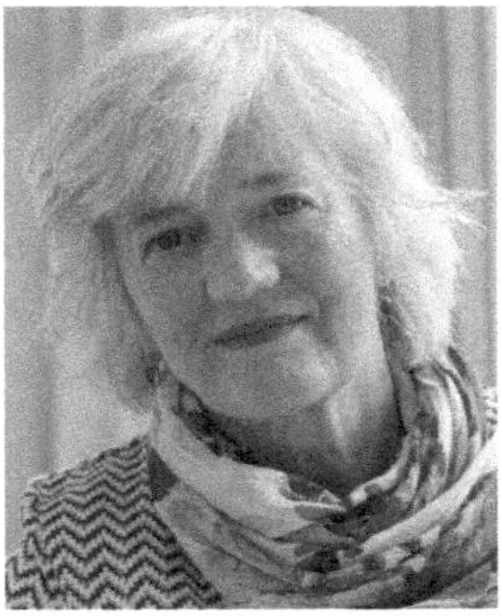

Justine van Lawick, Dr.; Klinische Psychologin, Psychotherapeutin, Familientherapeutin und Trainerin der niederländischen Vereinigung für Beziehungs- und Familientherapie (NVRG), Mitbegründerin des Lorentzhuis Haarlem, Niederlande; seit 2023 im Ruhestand.

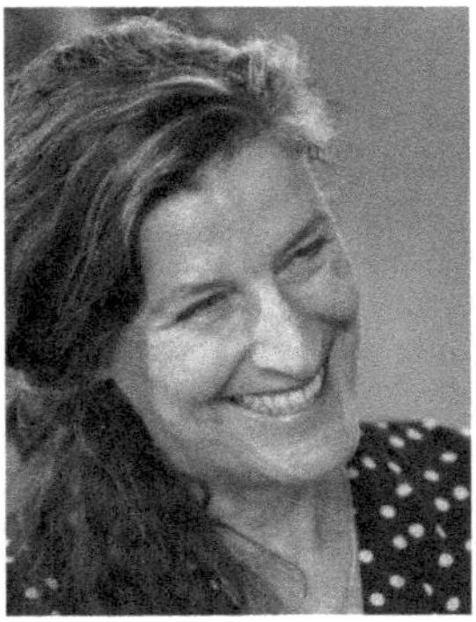

Margreet Visser, Dr.; kognitive Gestalttherapeutin und EMDR-Therapeutin; klinische Psychologin und Wissenschaftlerin bei KenterYouth Care. Sie ist spezialisiert auf die Auswirkungen destruktiver Konflikte und Gewalt an Kindern und in Familienbeziehungen.

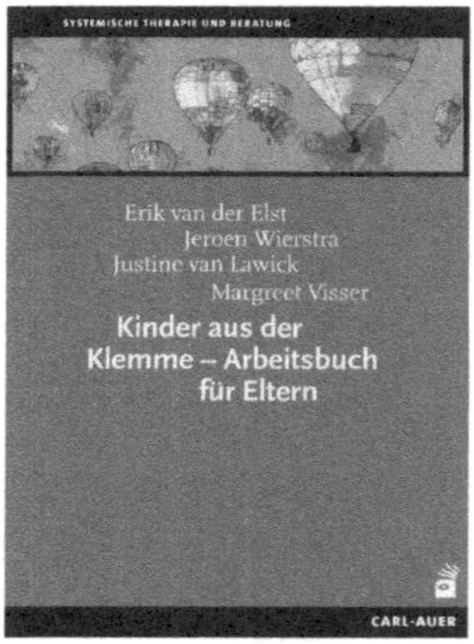
SYSTEMISCHE THERAPIE UND BERATUNG
Erik van der Elst
Jeroen Wierstra
Justine van Lawick
Margreet Visser
Kinder aus der Klemme – Arbeitsbuch für Eltern
CARL-AUER